天使加油站·专科护士必备丛书

急诊护理必备

主　编：徐国英

编　委：（按姓氏笔画排序）

王　秋　孙　红　刘依琳

李　颖　张利平　赵礼婷

袁军风　徐国英

北京大学医学出版社

JIZHEN HULI BIBEI

图书在版编目（CIP）数据

急诊护理必备/徐国英主编．—北京：北京大学医学出版社，2012.3

（天使加油站·专科护士必备丛书）

ISBN 978-7-5659-0364-9

Ⅰ.①急… Ⅱ.①徐… Ⅲ.①急诊-护理 Ⅳ.①R472.2

中国版本图书馆 CIP 数据核字（2012）第 036749 号

急诊护理必备

主　　编：徐国英

出版发行：北京大学医学出版社（电话：010-82802230）

地　　址：（100191）北京市海淀区学院路 38 号 北京大学医学部院内

网　　址：http：//www.pumpress.com.cn

E - mail：booksale@bjmu.edu.cn

印　　刷：北京画中画印刷有限公司

经　　销：新华书店

责任编辑：刘　燕　　**责任校对**：金彤文　　**责任印制**：苗　旺

开　　本：880mm×1230mm　1/32　**印张**：8.25　　**字数**：203 千字

版　　次：2012 年 5 月第 1 版　2012 年 5 月第 1 次印刷

书　　号：ISBN 978-7-5659-0364-9

定　　价：32.00 元

出版说明

随着医学分科的不断细化，在临床护理领域，护理的专科化程度也不断提高。为了适应现阶段加强对护理人员专业化培训的需求，推动国内医院临床专业化护理骨干的培养及提高广大护理人员的业务能力和操作水平，北京大学医学出版社特邀请各专科护理领域的专家组织编写了本套丛书。丛书主要涉及临床护理技术性较强的神经科护理、骨科护理、手术室护理、急诊护理、血液净化护理、危重症护理、肿瘤科护理、移植护理等。

各分册内容分“基础问答”、“操作规程”、“实战案例”、“临床速查”四部分。

第一站　基础问答：以一问一答的形式出现，涵盖各专科护士需要掌握的基础知识，适合专业知识的重点学习和记忆。

第二站　操作规程：根据各专科特点，选取临床常用的护理技术，以表格或流程图形式来演示，便于护士对每项操作的要点掌握准确到位，可操作性强。

第三站　实战案例：选取临床典型的护理病例，针对病例提出问题，以启发护士的评判性思维并强化先前所学的基础知识。

第四站　临床速查：以图表形式对各专科常用的实验室检查参考值、常用药物、常用量表、专业词汇等加以归纳，方便护士在临床工作中查阅。

本丛书强调科学规范、直观明了，具有较强的实用性和指导性。版式设计轻松活泼，开本大小便于携带。

本丛书可为各级护理人员掌握专科护理知识和操作技术提供有益的指导，也可作为专科护士规范化培训和认证考核的参考书。

前　言

本书包括了急诊护理的基础知识、操作规程、实战案例、临床速查，将急诊护理工作中的新知识、新进展、新技术与临床护理实践紧密结合，体现了急诊护理的学科特点及现代急救护理的新理念。“基础问答”部分是从症状学角度来讲解的，契合了当今护理工作对急诊科的要求，此种写作方式能够培养急诊护士的临床思维，使其在急诊分诊中发挥充分的作用。“操作规程”囊括了急诊护士必须掌握的急救措施，并以表格的形式进行了归纳和整理；“实战案例”提供了精彩案例，以供读者学习和参考；“临床速查”搜集了常用的检查数值。

本书对于急诊科护士的工作有很大的指导意义，但是毕竟编者水平有限，如果有不恰当之处，还请读者多多批评指正。

徐国英

2012 年 5 月

目　录

第一站　基础问答

一、发热 …………………………………………………… (1)
1. 什么是发热？ …………………………………………… (1)
2. 发热有哪些热型？ ……………………………………… (1)
3. 什么是稽留热？ ………………………………………… (1)
4. 什么是弛张热？ ………………………………………… (1)
5. 什么是间歇热？ ………………………………………… (2)
6. 什么是不规则热？ ……………………………………… (2)
7. 什么是回归热？ ………………………………………… (2)
8. 什么是波状热？ ………………………………………… (2)
9. 什么是消耗热？ ………………………………………… (2)
10. 什么是双峰热？ ………………………………………… (2)
11. 引起发热的机制是什么？ ……………………………… (2)
12. 引起发热的病因有哪些？ ……………………………… (3)
13. 如何划分发热程度？ …………………………………… (4)
14. 应如何护理高热患者？ ………………………………… (4)
15. 对高热患者采取的降温方式有几种？ ………………… (5)
16. 对发热患者的分诊原则有哪些？ ……………………… (5)
17. 什么是中暑？ …………………………………………… (5)
18. 产生中暑的病因有哪些？ ……………………………… (6)
19. 引起中暑的发病机制是什么？ ………………………… (6)
20. 先兆中暑的临床表现有哪些？ ………………………… (6)
21. 轻症中暑的临床表现有哪些？ ………………………… (6)
22. 重症中暑有哪些类型？ ………………………………… (6)
23. 中暑高热有哪些特点和症状？ ………………………… (7)
24. 中暑痉挛有哪些特点和症状？ ………………………… (7)
25. 中暑衰竭有哪些特点和症状？ ………………………… (7)

26. 日射病有哪些特点和症状？ …………………………… (7)
27. 对中暑患者院前如何急救？ …………………………… (7)
28. 对中暑先兆与轻度中暑患者如何治疗？ ………………… (8)
29. 对重症中暑患者的处理原则有哪些？ ………………… (8)
30. 对重症中暑患者的处理措施有哪些？ ………………… (8)
31. 对中暑患者的降温方法有哪些？ …………………… (9)
32. 对中暑患者应如何观察病情？ ……………………… (9)
33. 对中暑患者如何护理？ ………………………………… (10)
34. 如何预防中暑？ ………………………………………… (10)
35. 甲状腺功能亢进危象的特征是什么？ ……………… (10)
36. 对甲状腺功能亢进危象患者采取退热措施的特点是什么？
………………………………………………………………… (11)
37. 急性白血病患者的发热特征是什么？ ……………… (11)
38. 肺炎链球菌肺炎及军团菌肺炎患者的发热特征是什么？
………………………………………………………………… (11)
39. 急性感染性心内膜炎及亚急性感染性心内膜炎患者的特征是什么？ ……………………………………………………… (11)
40. 流行性乙型脑炎（乙脑）患者的观察要点是什么？ …… (12)
41. 什么是伤寒？ ………………………………………… (12)
42. 伤寒的确诊标准是什么？ ………………………………… (12)
43. 对伤寒患者应该如何治疗？ …………………………… (13)
44. 对伤寒患者一般治疗与对症治疗的措施有哪些？ ……… (13)
45. 伤寒患者抗菌药物的选择应注意哪些？ ……………… (13)
46. 对伤寒带菌者应如何治疗？ …………………………… (14)
47. 伤寒的并发症有哪些？ ………………………………… (14)
48. 应如何治疗伤寒并发症？ ……………………………… (14)
49. 对伤寒患者的观察要点是什么？ ……………………… (15)
50. 对斑疹伤寒患者的观察要点是什么？ ………………… (16)
51. 疟疾患者的发热特征是什么？ ………………………… (16)
52. 传染性非典型肺炎的特征是什么？ …………………… (17)
53. 对传染性非典型肺炎患者应如何护理？ ……………… (17)
54. 流行性出血热的特征是什么？ ………………………… (17)
55. 流行性出血热的表现是什么？ ………………………… (18)
56. 流行性脑脊髓膜炎的特征是什么？ …………………… (18)

二、头痛 …………………………………………………………… (18)
1. 什么是头痛? …………………………………………………… (18)
2. 临床上常见的头痛有哪几种原因? …………………………… (19)
3. 头痛常见的起病方式有哪些? ………………………………… (19)
4. 头痛常见的部位有哪些? ……………………………………… (19)
5. 头痛的性质有哪些? …………………………………………… (19)
6. 头痛常有哪些伴随症状? ……………………………………… (20)
7. 头痛常见的诱因有哪些? ……………………………………… (20)
8. 急性颅内压增高危象的表现有哪些? ………………………… (20)
9. 脑疝的前驱症状有哪些? ……………………………………… (21)
10. 头痛可引起的致命性疾病包括哪些? ……………………… (21)
11. 高血压急症包括哪些情况? ………………………………… (21)
12. 什么是高血压急症? ………………………………………… (21)
13. 高血压急症常见于哪些情况? ……………………………… (21)
14. 什么是恶性高血压? ………………………………………… (21)
15. 什么是高血压危象? ………………………………………… (21)
16. 高血压危象有何临床表现? ………………………………… (22)
17. 高血压脑病有何表现? ……………………………………… (22)
18. 高血压病情危重的指标是什么? …………………………… (22)
19. 高血压急症的治疗原则是什么? …………………………… (22)
20. 高血压急症的降压原则是什么? …………………………… (22)
21. 对高血压急症患者应如何救治? …………………………… (23)
22. 对高血压急症患者应如何护理? …………………………… (23)
23. 什么是妊娠高血压综合征? ………………………………… (23)
24. 严重的妊娠高血压的危险疾病有哪几种? ………………… (23)
25. 子痫前期和子痫的临床表现是什么? ……………………… (23)
26. 对子痫前期患者应如何急救与护理? ……………………… (23)
27. 脑挫裂伤严重的并发症有哪些? …………………………… (24)
28. 对颅脑外伤患者应如何急救与护理? ……………………… (24)
29. 脑出血患者出现哪些症状提示病情危重? ………………… (24)
30. 对脑出血患者应如何急救与护理? ………………………… (25)
31. 脑血栓患者出现哪些症状提示病情危重? ………………… (25)
32. 对脑血栓患者的急救措施有哪些? ………………………… (26)
33. 如何对脑血栓患者进行护理? ……………………………… (26)

34. 脑栓塞患者出现哪些症状提示病情危重？ ………………（26）
35. 急性感染中毒性脑病患者出现哪些症状提示病情危重？
…………………………………………………………………（26）
三、眩晕与晕厥……………………………………………（27）
1. 什么是眩晕？ ……………………………………………（27）
2. 眩晕的临床分类及表现有哪些？ ………………………（27）
3. 系统性眩晕根据病变部位又可分为哪些？ ……………（27）
4. 真性和假性眩晕的临床表现有哪些不同？ ……………（28）
5. 眩晕与头昏、头晕有哪些区别？ ………………………（28）
6. 眩晕与平衡有何关系？ …………………………………（28）
7. 引起眩晕常见的疾病有哪些？ …………………………（29）
8. 哪些疾病可引起周围性眩晕？各有何临床表现？ ……（29）
9. 哪些疾病可引起中枢性眩晕？ …………………………（30）
10. 其他原因所致的眩晕有哪些疾病？各有何临床表现？
…………………………………………………………………（30）
11. 如何诊断眩晕？ …………………………………………（30）
12. 眩晕与眼球震颤有何关系？ ……………………………（31）
13. 诊断眩晕时需排除哪些相关因素？ ……………………（31）
14. 眩晕与听力有何关系？ …………………………………（31）
15. 对于眩晕患者需做的辅助检查有哪些？ ………………（32）
16. 如何依据眼震、眩晕和平衡的关系来判断中枢性和周围性
眩晕？ …………………………………………………………（32）
17. 眩晕的临床类型有哪些？ ………………………………（32）
18. 眩晕的治疗方式有哪些？ ………………………………（33）
19. 眩晕患者的分诊要点包括哪些内容？ …………………（33）
20. 临床上如何避免由于药物中毒所致的眩晕？ …………（33）
21. 对眩晕患者急性发作时的护理要点是什么？ …………（33）
22. 对眩晕患者的一般护理包括哪些内容？ ………………（34）
23. 对患有眩晕的老年人护理时应注意的问题是什么？ ……（34）
24. 如何对眩晕的程度与工作能力进行分级？ ……………（34）
25. 晕厥的定义是什么？ ……………………………………（34）
26. 晕厥的临床特点是什么？ ………………………………（35）
27. 晕厥的临床特征是什么？ ………………………………（35）
28. 晕厥的发作分为几期？ …………………………………（35）

29. 晕厥可分为哪几种？ ………………………………………… (35)
30. 反射性晕厥的病因及发病机制有哪些？ ……………………… (36)
31. 血管迷走性晕厥的发生机制与临床表现是什么？ ……… (36)
32. 直立性低血压性晕厥的发生机制与临床表现是什么？
…………………………………………………………………… (36)
33. 颈动脉窦综合征引起晕厥的发生机制与临床表现是什么？
…………………………………………………………………… (37)
34. 排尿性晕厥的发生机制与临床表现是什么？ …………… (37)
35. 咳嗽性晕厥的发生机制与临床表现是什么？ …………… (37)
36. 心源性晕厥的病因及发病机制是什么？ ………………… (37)
37. 心源性晕厥及其主要的临床表现有哪些？ ……………… (38)
38. 心源性晕厥最大的危险是什么？ ………………………… (38)
39. 脑源性晕厥的病因及发病机制是什么？ ………………… (38)
40. 其他导致晕厥的疾病及发病机制有什么？ ……………… (38)
41. 晕厥与其他症状的区别有哪些？ ………………………… (39)
42. 晕厥的伴随症状与诊断有何关系？ ……………………… (39)
43. 晕厥的辅助检查主要有哪些内容？ ……………………… (39)
44. 直立倾斜试验的原理是什么？ …………………………… (40)
45. 临床上应与晕厥相鉴别的疾病有哪些？ ………………… (40)
46. 何谓短暂性脑缺血发作？ ………………………………… (40)
47. 临床上由情感反应所致晕厥的诱因有哪些？ …………… (40)
48. 典型晕厥发作分为几期？临床表现是什么？ …………… (40)
49. 老年患者晕厥的常见危险因素是什么？ ………………… (41)
50. 晕厥的诊断主要包括哪些内容？ ………………………… (41)
51. 病史与晕厥有何关系？ …………………………………… (41)
52. 对晕厥患者治疗的目的是什么？ ………………………… (42)
53. 对晕厥患者如何急救与护理？ …………………………… (42)
四、抽搐 ………………………………………………………… (43)
1. 什么是抽搐？ ……………………………………………… (43)
2. 抽搐的发病原因是什么？ ………………………………… (43)
3. 抽搐的发病机制是什么？ ………………………………… (44)
4. 抽搐的实验室检查包括哪些？ …………………………… (44)
5. 什么检查有助于对中枢感染伴发抽搐的病因学诊断？ … (44)
6. 对于癫痫大发作引起的抽搐，可选择什么辅助检查？ … (44)

7. 对于颅内占位性病变引起的抽搐，可通过什么检查进行定位及定性诊断？ …………………………………………………………… (45)
8. 脊髓或周围神经伴发抽搐可通过什么检查定位诊断？ … (45)
9. 抽搐的临床表现有什么？ …………………………………… (45)
10. 抽搐的伴随症状有什么？ …………………………………… (45)
11. 常见抽搐的特征性表现有什么？ …………………………… (46)
12. 可从哪几个方面对抽搐进行鉴别诊断？ ………………… (46)
13. 抽搐的问诊要点有什么？ …………………………………… (46)
14. 对抽搐应如何预防？ ………………………………………… (47)
15. 抽搐的治疗原则是什么？ …………………………………… (47)
16. 对于全身性突然抽搐应如何救护？ ……………………… (47)
17. 对于腓肠肌抽搐应如何处理？ …………………………… (48)
18. 对抽搐患者的护理要点是什么？ ………………………… (48)
19. 抽搐对个体有何影响？ ……………………………………… (49)
20. 常见的局限性抽搐——手足搐搦症的特点是什么？ …… (49)
21. 抽搐的危急指征和导致抽搐的致命性疾病有哪些？ …… (49)
22. 何为癫痫持续状态？ ………………………………………… (49)
23. 癫痫大发作的特点是什么？ ………………………………… (49)
24. 癫痫持续状态的病因是什么？ ……………………………… (50)
25. 癫痫持续状态分为几类？ …………………………………… (50)
26. 癫痫全面性发作持续状态的临床表现有哪些？ ………… (50)
27. 癫痫部分性发作持续状态的临床表现有哪些？ ………… (50)
28. 癫痫持续状态的并发症有什么？ ………………………… (51)
29. 对癫痫持续状态应如何进行急诊处理？ ………………… (51)
30. 应如何预防癫痫持续状态的发生？ ……………………… (52)
五、意识障碍 …………………………………………………………… (52)
1. 什么是意识障碍？ …………………………………………… (52)
2. 意识障碍的发病原因有什么？ ……………………………… (52)
3. 引起意识障碍颅内的原因有哪些？ ………………………… (52)
4. 引起意识障碍颅外的原因有哪些？ ………………………… (52)
5. 意识障碍的临床表现有哪些？ ……………………………… (53)
6. 评估意识障碍程度的方法是什么？ ………………………… (53)
7. Glasgow 评分与意识障碍有何相关性？ …………………… (53)
8. Glasgow 评分的注意事项有什么？ ………………………… (54)

9. 意识障碍的伴随症状及临床意义有哪些? ……………… (54)
10. 意识障碍应与哪些症状进行鉴别诊断? ……………… (55)
11. 意识障碍的起病形式如何? ……………………………… (55)
12. 意识障碍的首发症状如何? ……………………………… (55)
13. 意识障碍如何分级? ……………………………………… (55)
14. 意识障碍的治疗原则是什么? …………………………… (56)
15. 意识障碍的观察要点是什么? …………………………… (56)
16. 意识障碍的护理要点是什么? …………………………… (56)
17. 意识障碍的心理护理和宣教包括什么? ………………… (56)
18. 意识障碍的危急指征包括哪些? ………………………… (57)
19. 请描述昏迷的定义。 …………………………………… (57)
20. 导致昏迷的原因有哪些? ………………………………… (57)
21. 请阐述昏迷的分度。 …………………………………… (57)
22. 可导致意识障碍的致命性疾病有哪些? ………………… (58)
23. 请描述脑出血的定义。 ………………………………… (58)
24. 脑出血的临床表现包括哪些? …………………………… (58)
25. 脑出血的诊断要点包括哪些? …………………………… (59)
26. 脑出血的治疗原则是什么? ……………………………… (59)
27. 脑出血的常见并发症包括哪些? ………………………… (59)
28. 请描述缺血性脑卒中的定义。 ………………………… (59)
29. 缺血性卒中包括哪些疾病? ……………………………… (60)
30. 请描述脑血栓的定义。 ………………………………… (60)
31. 脑血栓的临床特点包括哪些? …………………………… (60)
32. 脑血栓的临床表现有哪些? ……………………………… (60)
33. 脑血栓的治疗原则是什么? ……………………………… (60)
34. 请描述腔隙性脑梗死的定义。 ………………………… (60)
35. 腔隙性脑梗死的临床特点有哪些? ……………………… (61)
36. 腔隙性脑梗死的治疗原则是什么? ……………………… (61)
37. 请描述脑栓塞的定义。 ………………………………… (61)
38. 脑栓塞的临床特点包括哪些? …………………………… (61)
39. 脑栓塞的治疗原则有哪些? ……………………………… (62)
40. 请描述糖尿病酮症酸中毒的定义。 …………………… (62)
41. 糖尿病酮症酸中毒的临床特点是什么? ………………… (62)
42. 糖尿病酮症酸中毒的临床表现有哪些? ………………… (63)

43. 糖尿病酮症酸中毒的诊断要点包括哪些？ …………… (63)
44. 糖尿病酮症酸中毒的治疗原则是什么？ …………… (63)
45. 请描述高渗性高血糖状态的定义。 …………… (63)
46. 高渗性高血糖状态的临床分期如何？ …………… (63)
47. 高渗性高血糖状态的诊断要点是什么？ …………… (64)
48. 高渗性高血糖状态的治疗原则包括哪些？ …………… (64)
49. 请描述低血糖症的定义。 …………… (64)
50. 请描述低血糖昏迷的定义。 …………… (64)
51. 低血糖症的病因是什么？ …………… (64)
52. 低血糖症如何分度？ …………… (65)
53. 低血糖症的临床表现有什么？ …………… (65)
54. 低血糖症的诊断要点是什么？ …………… (65)
55. 中毒性昏迷发生的机制是什么？ …………… (65)
六、呼吸困难 …………… (66)
1. 呼吸系统包括什么？ …………… (66)
2. 什么是上、下呼吸道？ …………… (66)
3. 呼吸系统有哪些主要功能？ …………… (66)
4. 呼吸过程是由几个连续的步骤完成的？ …………… (66)
5. 呼吸中枢位于何处？ …………… (66)
6. 何谓呼吸困难？有何表现？ …………… (66)
7. 哪些肌肉属于辅助呼吸肌？ …………… (67)
8. 何谓呼吸频率异常？ …………… (67)
9. 何谓发绀？ …………… (67)
10. 产生发绀的原因是什么？ …………… (67)
11. 发绀分为几类？ …………… (67)
12. 何谓外周性发绀？ …………… (67)
13. 何谓中央性发绀？ …………… (67)
14. 何谓三凹征？ …………… (68)
15. 哪些疾病能引起呼吸困难？ …………… (68)
16. 按病因可将呼吸困难分为几种类型？ …………… (68)
17. 何谓肺源性呼吸困难？ …………… (68)
18. 临床上将肺源性呼吸困难分为几种类型？ …………… (68)
19. 何谓吸气性呼吸困难？ …………… (68)
20. 何谓呼气性呼吸困难？ …………… (68)

21. 何谓混合性呼吸困难? …………………………………… (69)
22. 何谓心源性呼吸困难? …………………………………… (69)
23. 临床上将心源性呼吸困难分为几种类型? ……………… (69)
24. 左心衰竭发生呼吸困难的主要原因及机制是什么? …… (69)
25. 左心衰竭的临床表现有哪些? ……………………………… (69)
26. 发生夜间阵发性呼吸困难的机制是什么? ……………… (70)
27. 何谓端坐呼吸? ……………………………………………… (70)
28. 右心衰竭发生呼吸困难的主要原因及机制是什么? …… (70)
29. 右心衰竭的临床表现有哪些? ……………………………… (70)
30. 心源性呼吸困难的特点有哪些? …………………………… (70)
31. 何谓中毒性呼吸困难? …………………………………… (70)
32. 何谓血源性呼吸困难? …………………………………… (71)
33. 何谓神经、精神性与肌病性呼吸困难? ………………… (71)
34. 根据呼吸困难的急缓程度及症状持续时间可将其分为哪两类? …………………………………………………… (71)
35. 何谓突发性呼吸困难? …………………………………… (71)
36. 何谓慢性呼吸困难? ……………………………………… (71)
37. 呼吸节律异常有哪几种表现形式? ……………………… (71)
38. 什么是哮喘呼吸? ………………………………………… (72)
39. 什么是 Kussmaul 呼吸? ………………………………… (72)
40. 潮式呼吸有哪些特点? …………………………………… (72)
41. 潮式呼吸的发生机制是什么? …………………………… (72)
42. 蝉鸣呼吸有哪些特点? …………………………………… (72)
43. 鼾声呼吸有哪些特点? …………………………………… (73)
44. 叹气样呼吸有哪些特点? ………………………………… (73)
45. 点头呼吸有哪些特点? …………………………………… (73)
46. 间停呼吸有哪些特点? …………………………………… (73)
47. Biot 呼吸有哪些特点? …………………………………… (73)
48. 双吸气样呼吸有哪些特点? ……………………………… (73)
49. 呼吸困难如何分度? ……………………………………… (73)
50. 根据辅助呼吸肌参与呼吸运动的情况，呼吸困难的严重程度如何分度? ………………………………………………… (74)
51. 根据体力活动情况呼吸困难如何分度? ………………… (74)
52. 呼吸困难常见于哪些疾病? ……………………………… (74)

53. 肺炎所致呼吸困难的特征是什么? …………………………… (74)
54. 急性肺水肿呼吸困难的特征是什么? ………………………… (74)
55. 支气管哮喘呼吸困难的特征是什么? ………………………… (75)
56. 慢性阻塞性肺气肿呼吸困难的特征是什么? ……………… (75)
57. 自发性气胸呼吸困难的特征是什么? ………………………… (75)
58. 癔症呼吸困难的特征是什么? ………………………………… (75)
59. 急性传染性呼吸困难综合征呼吸困难的特征是什么?
………………………………………………………………………… (75)
60. 急性呼吸道异物堵塞呼吸困难的特征是什么? ………… (76)
61. 呼吸衰竭的特征是什么? ……………………………………… (76)
62. 按照发病急缓可以将呼吸衰竭分为哪几类? ……………… (76)
63. 按照血气分析可将呼吸衰竭分为几种类型? ……………… (76)
64. 何谓Ⅰ型呼吸衰竭? …………………………………………… (76)
65. 何谓Ⅱ型呼吸衰竭? …………………………………………… (77)
66. 肺血栓栓塞症呼吸困难的特征是什么? …………………… (77)
67. 何谓急性呼吸窘迫综合征? …………………………………… (77)
68. 急性呼吸窘迫综合征的临床表现有哪些? ………………… (77)
69. 呼吸困难伴随症状对呼吸困难的诊断有何意义? ……… (77)
70. 对呼吸困难患者的处理原则是什么? ……………………… (78)
71. 对呼吸困难患者的护理原则是什么? ……………………… (78)
72. 如何给予呼吸困难患者安置适宜的体位? ………………… (78)
73. 如何保持呼吸困难患者的呼吸道通畅? …………………… (78)
74. 如何给予呼吸困难患者氧气吸入? ………………………… (78)
75. 如何密切观察呼吸困难患者的病情? ……………………… (79)
76. 如何对呼吸困难患者进行原发病的护理? ………………… (79)
77. 对呼吸困难患者的健康宣教包括哪些? …………………… (79)
78. 喉梗阻性呼吸困难如何分度? ……………………………… (79)
79. 对喉梗阻患者如何急救? ……………………………………… (79)
七、咯血 ……………………………………………………………… (80)
1. 什么是咯血、大咯血? ………………………………………… (80)
2. 咯血的先期征兆有哪些? ……………………………………… (80)
3. 引起咯血的常见病因有哪些? ………………………………… (80)
4. 咯血的发病机制有哪些? ……………………………………… (81)
5. 如何鉴别咯血与呕血? ………………………………………… (81)

6. 引起大咯血窒息的原因有哪些？ …………………………（82）
7. 对咯血患者治疗的目的是什么？ …………………………（82）
8. 对大咯血患者如何急救？ ……………………………………（82）
9. 对大咯血窒息患者抢救的关键是什么？ ……………………（82）
10. 对大咯血窒息患者如何急救？ ……………………………（82）
11. 对大咯血患者的护理对策有哪些？ ………………………（83）
12. 对咯血患者的一般护理有哪些？ …………………………（84）
八、心悸 ………………………………………………………………（84）
1. 什么是心悸？ ……………………………………………………（84）
2. 心悸是如何产生的？ ……………………………………………（84）
3. 心悸与哪些因素有关？ …………………………………………（85）
4. 引起心悸的原因有哪些？ ………………………………………（85）
5. 心脏收缩力增强导致心悸的原因有哪些？ …………………（85）
6. 心室肥大为什么可以引起心悸？ ……………………………（85）
7. 甲状腺功能亢进为什么可以引起心悸？ ……………………（85）
8. 贫血为什么可以引起心悸？ ……………………………………（85）
9. 发热为什么可以引起心悸？ ……………………………………（86）
10. 低血糖症为什么可以引起心悸？ …………………………（86）
11. 心脏神经官能症有哪些表现？ ………………………………（86）
12. 心悸常有哪些伴随症状？常见于哪些疾病？ ……………（86）
13. 心悸对患者可产生哪些影响？ ………………………………（87）
14. 对心悸的患者应如何判定其严重程度？ ……………………（87）
15. 什么是致命性心律失常？ ……………………………………（87）
16. 致命性心律失常的常见病因有哪些？ ………………………（87）
17. 致命性心律失常的心电图有哪些常见表现？ ……………（88）
18. 严重心悸时心率可达多少？应如何治疗？ …………………（88）
19. 哪些致命性快速心律失常可导致生命危险？ ……………（88）
20. 哪些是心室纤颤的临床表现？其心电图特征是什么？
…………………………………………………………………………（88）
21. 室性心动过速常见于哪些疾病？ ……………………………（88）
22. 室性心动过速有哪些临床表现？ ……………………………（88）
23. 室性心动过速的心电图有哪些特征？ ………………………（88）
24. 对心室纤颤患者如何急救处理？ ……………………………（89）
25. 尖端扭转型室性心动过速的心电图有何特征？ …………（89）

26. 出现尖端扭转型室性心动过速时，急诊应如何处理？ …………………………………………………… (89)
27. 什么是室上性心律失常？ ………………………………… (89)
28. 室上性心律失常分为几类？ ……………………………… (89)
29. 室上性心律失常血流动力学不稳定状态有何表现？应如何处置？ ………………………………………………… (89)
30. 宽QRS心动过速常见于哪些疾病？ …………………… (90)
31. 应如何治疗宽QRS心动过速？ ………………………… (90)
32. 心房颤动常见的病因有哪些？ ………………………… (90)
33. 什么样的心房颤动患者为高危患者？ ………………… (90)
34. 对急性心房颤动患者应如何处置？ …………………… (90)
35. 心房扑动常见的病因有哪些？应如何治疗？ ………… (90)
36. 预激综合征的心电图有何表现？ ……………………… (91)
37. 常见的致命性缓慢性心律失常有哪些？ ……………… (91)
38. 什么是窦性停搏？ ……………………………………… (91)
39. 什么是病态窦房结综合征？ …………………………… (91)
40. 什么是严重房室传导阻滞？ …………………………… (91)
41. 针对血流动力学不稳定的缓慢性心律失常应如何处置？ …………………………………………………… (92)
42. 针对血流动力学稳定的缓慢性心律失常应如何处置？ …………………………………………………… (92)
43. 对心悸患者应从哪些方面进行护理评估？ …………… (92)
44. 如何对心悸患者做好基础护理？ ……………………… (92)
45. 如何对心悸患者做心理护理？ ………………………… (93)
46. 如何对心悸患者进行健康指导？ ……………………… (93)
九、胸痛 ……………………………………………………… (94)
1. 什么是胸痛？ ……………………………………………… (94)
2. 胸痛性质与病变有何相关性？ …………………………… (94)
3. 导致胸痛的疾病有哪些？ ………………………………… (94)
4. 什么是致命性胸痛？ ……………………………………… (95)
5. 哪些疾病可引起致命性胸痛？ …………………………… (95)
6. 对胸痛患者如何分诊和处理？ …………………………… (95)
7. 简述急性冠状动脉综合征的定义。 ……………………… (95)
8. 急性冠状动脉综合征如何分型？ ………………………… (95)

9. 导致急性冠状动脉综合征的机制有哪些？ ……………… (96)
10. 急性冠状动脉综合征早期评估和治疗的程序要点有哪些？
…………………………………………………………………… (96)
11. 急性心肌梗死与心绞痛胸痛的鉴别要点有哪些？ ……… (96)
12. 什么是急性心肌梗死？其发病机制是什么？ …………… (97)
13. 急性心肌梗死的诊断要点有哪些？ ……………………… (97)
14. 急性心肌梗死的临床表现有哪些？ ……………………… (97)
15. 对急性心肌梗死如何进行定位诊断？ …………………… (97)
16. 血清心肌损伤标志物测定的特点有哪些？ ……………… (98)
17. ST段抬高冠状动脉综合征的治疗要点有哪些？ ……… (98)
18. 非ST段抬高冠状动脉综合征的治疗要点有哪些？ …… (99)
19. 溶栓治疗有哪些方法？ ………………………………… (99)
20. 对溶栓治疗患者如何观察病情？ ……………………… (99)
21. 对急性心肌梗死患者的护理要点有哪些？ ………… (100)
22. 急性心肌梗死有哪些并发症？如何处理？ ………… (101)
23. 什么是肺栓塞？ ……………………………………… (102)
24. 引起肺栓塞的原因有哪些？ ………………………… (102)
25. 肺栓塞有哪些临床表现？ …………………………… (102)
26. 请阐述肺栓塞的分型。 ……………………………… (103)
27. 诊断肺栓塞的方法有哪些？ ………………………… (103)
28. 肺栓塞的危急指征有哪些？ ………………………… (104)
29. 对肺栓塞患者如何进行急救？ ……………………… (104)
30. 对肺栓塞患者的治疗原则有哪些？ ………………… (104)
31. 对肺栓塞患者的观察重点有哪些？ ………………… (105)
32. 对肺栓塞患者的护理要点有哪些？ ………………… (105)
33. 如何预防深静脉血栓？ ……………………………… (106)
34. 如何鉴别肺栓塞与急性心肌梗死？ ………………… (106)
35. 什么是主动脉夹层？ ………………………………… (106)
36. 发生主动脉夹层的原因有哪些？ …………………… (106)
37. 主动脉夹层有哪些临床表现？ ……………………… (107)
38. 阐述主动脉夹层的分型。 …………………………… (107)
39. 诊断主动脉夹层的方法有哪些？ …………………… (107)
40. 主动脉夹层的特征及危急指征有哪些？ …………… (107)
41. 对主动脉夹层患者如何急救？ ……………………… (108)

42. 对主动脉夹层患者的治疗原则有哪些？ …………………(108)
43. 对主动脉夹层患者的观察重点有哪些？ …………………(108)
44. 对主动脉夹层患者的护理要点有哪些？ …………………(109)
45. 请阐述主动脉夹层与肺栓塞、急性心肌梗死的鉴别。
…………………………………………………………………(109)
十、恶心与呕吐 ……………………………………………(110)
1. 什么是恶心？ ……………………………………………(110)
2. 恶心的临床表现有哪些？ ………………………………(110)
3. 什么是呕吐？ ……………………………………………(110)
4. 呕吐的发生机制是什么？ ………………………………(110)
5. 呕吐的前驱症状有哪些？ ………………………………(111)
6. 引起恶心和呕吐的常见病因可分为哪两类？ …………(111)
7. 引起中枢性恶心与呕吐的常见病因有哪些？ …………(111)
8. 引起反射性恶心与呕吐的常见病因有哪些？ …………(111)
9. 出现表现为恶心、呕吐的疾病时，应将患者分到哪些诊室？
…………………………………………………………………(112)
10. 大量呕吐引发的并发症有哪些？ ………………………(113)
11. 对恶心、呕吐的患者如何处置和护理？ ………………(113)
十一、呕血与便血 …………………………………………(113)
1. 什么是呕血？ ……………………………………………(113)
2. 呕血的发病原因有哪些？ ………………………………(113)
3. 呕血的诱因有哪些？ ……………………………………(114)
4. 呕血与季节变化有关吗？ ………………………………(114)
5. 呕血或便血前有先兆吗？ ………………………………(114)
6. 对呕血或便血患者的紧急处置有哪些？ ………………(114)
7. 如何护理呕血或便血患者？ ……………………………(115)
8. 如何判断呕血或便血的出血量？ ………………………(116)
9. 哪些指标能判断仍有活动性出血？ ……………………(117)
10. 什么是黑便？ ……………………………………………(117)
11. 什么是假性黑便？ ………………………………………(117)
12. 产生黑便的原因有哪些？ ………………………………(118)
13. 产生黑便的病因有哪些？ ………………………………(118)
十二、腹痛 …………………………………………………(118)
1. 什么是腹痛？ ……………………………………………(118)

2. 引起腹痛的原因是什么？ …………………………………… (118)
3. 什么是内脏性腹痛？ ………………………………………… (119)
4. 内脏性腹痛的特点是什么？ ………………………………… (119)
5. 什么是壁层性腹痛？ ………………………………………… (119)
6. 什么是浅表性腹痛？ ………………………………………… (119)
7. 什么是牵涉性腹痛？ ………………………………………… (119)
8. 什么是急腹症？ ……………………………………………… (119)
9. 什么是“真性腹痛”？ ……………………………………… (120)
10. 什么是“假性腹痛”？ …………………………………… (120)
11. 引起腹痛的病变有哪些？ ………………………………… (120)
12. 临床实际工作中如何划分腹痛的病因？ ………………… (120)
13. 腹腔内病变引起的腹痛常见于哪些疾病？ ……………… (120)
14. 腹腔外器官或全身性疾病所致的腹痛常见于哪些疾病？
…………………………………………………………………… (121)
15. 如何诊断腹痛？ …………………………………………… (121)
16. 腹痛的病史包括哪些内容？ ……………………………… (121)
17. 腹痛与既往史有何关系？ ………………………………… (121)
18. 腹痛发生的特点有哪些？ ………………………………… (122)
19. 腹痛的性质有哪些特点？ ………………………………… (122)
20. 腹痛有哪些规律？ ………………………………………… (122)
21. 腹痛与体位有何关系？ …………………………………… (123)
22. 腹痛时采取半卧位的意义是什么？ ……………………… (123)
23. 腹痛伴随症状与疾病的关系如何？ ……………………… (123)
24. 腹痛与性别和年龄有何关系？ …………………………… (123)
25. 腹痛与发热有何相关性？ ………………………………… (124)
26. 腹痛的放射特点有哪些？ ………………………………… (124)
27. 腹部九分法是如何划分的？ ……………………………… (124)
28. 引起右上腹疼痛常见的内、外科疾病有哪些？ ………… (124)
29. 引起中上腹疼痛常见的疾病有哪些？ …………………… (124)
30. 引起左上腹疼痛常见的疾病有哪些？ …………………… (125)
31. 引起双侧腹疼痛常见的疾病有哪些？ …………………… (125)
32. 引起中腹疼痛常见的疾病有哪些？ ……………………… (125)
33. 引起右下腹疼痛常见的疾病有哪些？ …………………… (125)
34. 引起左下腹疼痛常见的疾病有哪些？ …………………… (125)

35. 引起下腹疼痛常见的疾病有哪些？ …………………… (125)
36. 引起全腹疼痛常见的疾病有哪些？ …………………… (125)
37. 什么是腹膜刺激征？ ………………………………… (125)
38. 肠梗阻的临床表现有哪些？ ………………………… (126)
39. 内出血的临床表现有哪些？ ………………………… (126)
40. 什么是全身炎症反应综合征？ ……………………… (126)
41. 常见的消化道疾病的临床表现有哪些？ …………… (126)
42. 常见的外科急腹症有哪些？ ………………………… (126)
43. 急性阑尾炎的腹痛特点是什么？ …………………… (126)
44. 急性胆囊炎的腹痛特点是什么？ …………………… (126)
45. 急性胰腺炎的腹痛特点是什么？ …………………… (127)
46. 空腔脏器穿孔的腹痛特点是什么？ ………………… (127)
47. 急性肠梗阻的腹痛特点是什么？ …………………… (127)
48. 肝、脾破裂的腹痛特点是什么？ …………………… (127)
49. 异位妊娠的腹痛特点是什么？ ……………………… (127)
50. 常见的内科急腹症有哪些？ ………………………… (127)
51. 大叶性肺炎的腹痛特点是什么？ …………………… (127)
52. 急性心肌梗死的腹痛特点是什么？ ………………… (128)
53. 主动脉夹层的腹痛特点是什么？ …………………… (128)
54. 急性胃肠炎的腹痛特点是什么？ …………………… (128)
55. 急性胃扩张的腹痛特点是什么？ …………………… (128)
56. 肠蛔虫症的腹痛特点是什么？ ……………………… (128)
57. 腹痛患者血液生化检查的意义是什么？ …………… (129)
58. 对腹痛患者有哪些特殊检查？ ……………………… (129)
59. 对腹痛患者的急诊处理原则有哪些？ ……………… (129)
60. 对急腹症患者的急救措施有哪些？ ………………… (129)
61. 对急腹症患者治疗护理的“五禁四抗”原则是什么？
…………………………………………………………… (130)
62. 对急腹症患者禁食的意义是什么？ ………………… (130)
63. 对急腹症患者胃肠减压的意义是什么？ …………… (130)
64. 外科急腹症有哪些共同表现？ ……………………… (130)
65. 急腹症患者诊断未明确前为什么不能用热敷？ ……… (131)
66. 腹痛外科手术的适应证包括哪些？ ………………… (131)
67. 如何密切观察腹痛患者的病情？ …………………… (131)

68. 对急腹症患者应如何做手术前护理？ …………………… (131)
69. 对腹痛患者的健康指导包括哪些内容？ ……………… (132)
70. 对腹痛患者的饮食指导包括哪些内容？ ……………… (132)
71. 腹痛患者的自我护理包括哪些内容？ ………………… (132)
72. 对腹痛患者的手术宣教包括哪些内容？ ……………… (132)
十三、腹泻 …………………………………………………… (132)
1. 什么是腹泻？ …………………………………………… (132)
2. 什么是大便失禁？ ……………………………………… (133)
3. 进入肠道水分的来源有哪些？ ………………………… (133)
4. 对大便的观察内容包括哪几个方面？ ………………… (133)
5. 腹泻从发病机制上可分为几种？ ……………………… (133)
6. 渗透性腹泻的发生机制是什么？ ……………………… (134)
7. 渗出性腹泻的发生机制是什么？ ……………………… (134)
8. 分泌性腹泻的发生机制是什么？ ……………………… (134)
9. 动力性腹泻的发生机制是什么？ ……………………… (134)
10. 引起渗透性腹泻的原因有哪些？ …………………… (135)
11. 腹泻的辅助检查包括哪些？ ………………………… (135)
12. 腹泻常有哪些伴随症状和体征？ …………………… (136)
13. 发生腹泻时大便性状有哪几种？ …………………… (136)
14. 应如何护理腹泻患者？ ……………………………… (137)
15. 腹泻的问诊内容包括哪些？ ………………………… (137)
16. 影响排便的因素有哪些？ …………………………… (138)
17. 什么是急性出血性坏死性肠炎？ …………………… (138)
18. 急性出血性坏死性肠炎的腹泻特征是什么？ ……… (138)
19. 伪膜性肠炎的腹泻特征是什么？ …………………… (138)
20. 急性细菌性痢疾的腹泻特征是什么？ ……………… (138)
21. 霍乱的腹泻特征是什么？ …………………………… (139)
十四、斑丘疹 ………………………………………………… (139)
1. 什么是皮疹？ …………………………………………… (139)
2. 皮疹有哪些种类？ ……………………………………… (139)
3. 什么是斑疹？ …………………………………………… (139)
4. 什么是丘疹？ …………………………………………… (140)
5. 什么是斑丘疹？ ………………………………………… (140)
6. 什么是玫瑰疹？ ………………………………………… (140)

7. 认识皮疹的临床意义有哪些? …………………………… (140)
8. 皮疹的处理措施有哪些? ……………………………………… (140)
9. 什么是幼儿急疹? ……………………………………………… (141)
10. 什么是猩红热? ……………………………………………… (141)
11. 猩红热出疹的规律是什么? ………………………………… (141)
12. 猩红热皮疹有哪些特点? …………………………………… (142)
13. 猩红热分为几种类型? ……………………………………… (142)
14. 应该如何治疗与护理猩红热患者? ………………………… (142)
15. 什么是婴儿湿疹? …………………………………………… (143)
16. 婴儿湿疹按发病过程分为几期? …………………………… (143)
17. 婴儿湿疹按皮肤损害分为几型? …………………………… (143)
18. 对于婴儿湿疹全身治疗方法有哪些? ……………………… (144)
19. 对婴儿湿疹如何进行局部治疗? …………………………… (144)
20. 诱发婴儿湿疹的原因有哪些? ……………………………… (145)
21. 如何预防和护理婴儿湿疹? ………………………………… (145)
22. 什么是荨麻疹? ……………………………………………… (146)
23. 荨麻疹有哪些特殊症状? …………………………………… (146)
24. 如何治疗荨麻疹? …………………………………………… (147)
25. 什么是麻疹? ………………………………………………… (147)
26. 麻疹的诊断标准是什么? …………………………………… (148)
27. 麻疹有何临床表现? 分期如何? ………………………… (148)
28. 如何治疗麻疹? ……………………………………………… (149)
29. 如何预防麻疹? ……………………………………………… (149)
30. 如何护理麻疹患儿? ………………………………………… (150)
31. 什么是风疹? ………………………………………………… (150)
32. 风疹有哪些临床表现? ……………………………………… (151)
33. 风疹病毒对孕妇有哪些危害? ……………………………… (151)
34. 什么是传染性红斑? ………………………………………… (151)
35. 传染性红斑的临床表现有哪些? …………………………… (151)
36. 什么是单纯性疱疹? ………………………………………… (152)
37. 什么是水痘? ………………………………………………… (152)
38. 水痘的并发症有哪些? ……………………………………… (153)
39. 水痘的症状是什么? ………………………………………… (153)
40. 水痘患儿以后会患带状疱疹吗? …………………………… (153)

41. 如何护理水痘患儿? …………………………………… (153)
42. 什么是带状疱疹? ……………………………………… (154)
43. 带状疱疹有哪些临床表现? ………………………… (154)
44. 如何治疗带状疱疹? …………………………………… (155)
45. 什么是斑疹伤寒? ……………………………………… (155)
46. 斑疹伤寒有哪些临床表现? ………………………… (155)
47. 应该如何治疗斑疹伤寒? …………………………… (155)
48. 皮疹与传染病是什么关系? ………………………… (156)
49. 各种传染病皮疹出疹的时间特点有哪些? ……… (156)

第二站　操作规程

一、包扎技术 ……………………………………………… (157)
二、除颤 …………………………………………………… (158)
三、动脉血标本采集 ……………………………………… (160)
四、呼吸机吸痰 …………………………………………… (162)
五、简易呼吸器 …………………………………………… (165)
六、三腔双囊管 …………………………………………… (166)
七、输液泵 ………………………………………………… (168)
八、微量泵 ………………………………………………… (170)
九、洗胃术 ………………………………………………… (172)
十、心肺复苏 ……………………………………………… (174)

第三站　实战案例

案例一：发热 ……………………………………………… (177)
案例二：呼吸困难 ………………………………………… (179)
案例三：胸闷、胸痛 ……………………………………… (180)
案例四：心律失常 ………………………………………… (181)
案例五：腹痛 ……………………………………………… (182)
案例六：休克 ……………………………………………… (183)
案例七：昏迷 ……………………………………………… (185)
案例八：中毒 ……………………………………………… (186)
案例九：心力衰竭 ………………………………………… (187)
案例十：外伤 ……………………………………………… (188)

案例十一：咯血 …………………………………………………… (189)
案例十二：茶色尿 ………………………………………………… (191)
案例十三：胸痛 …………………………………………………… (193)
案例十四：急性中毒 ……………………………………………… (195)
案例十五：上消化道大出血 ……………………………………… (197)

第四站　临床速查

一、常用评估量表 ………………………………………………… (205)
二、抢救药品 ……………………………………………………… (208)
三、呼吸机常见报警原因及处理 ………………………………… (218)
四、口腔护理常用溶液 …………………………………………… (219)
五、常见异常心电图识别 ………………………………………… (219)

主要参考书目 …………………………………………………… (236)

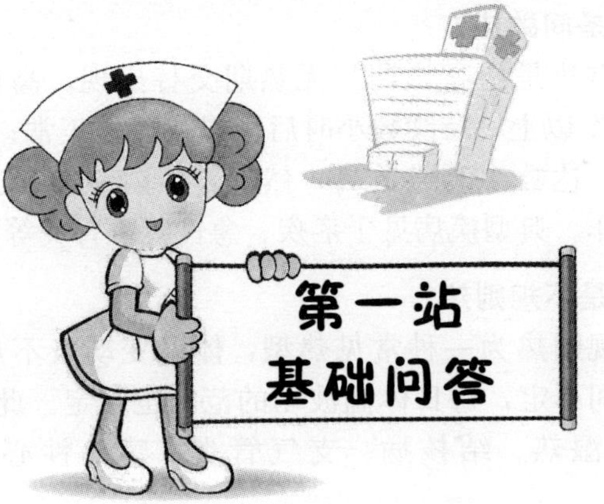

一、发 热

1. 什么是发热？

答：发热是当体温调节中枢受到致热原作用或本身功能紊乱，使人体体温升高超过正常范围的高限时，称为发热，俗称发烧。

2. 发热有哪些热型？

答：发热有 8 种热型：①稽留热；②弛张热；③间歇热；④回归热；⑤波状热；⑥不规则热；⑦消耗热；⑧双峰热。

3. 什么是稽留热？

答：稽留热是指体温持续在 39～40℃或更高，可保持数日或数周，体温每日波动在 1℃以内。此种热型可见于大叶性肺炎、伤寒等。

4. 什么是弛张热？

答：弛张热是指高热持续在 39℃以上，每日体温波动在 2℃以上，但最低体温仍不降至正常。此种热型多见于化脓性感染、败血症、结核病、恶性疟疾等。

5. 什么是间歇热？

答：间歇热是指高热期与无热期交替出现。高热时，体温可达 39℃以上，持续数小时后体温骤降至正常；无热期体温正常，达数小时或数日，然后，体温又突然升高，如此反复发作。典型疾病见于疟疾、急性肾盂肾炎等。

6. 什么是不规则热？

答：不规则热为一种常见热型，体温变动极不规则，高热持续时间不定，每日体温波动的范围也不定。此种热型可见于风湿热、结核病、支气管炎、感染性心内膜炎等。

7. 什么是回归热？

答：回归热是指体温骤然上升至 39℃以上，持续数日后又骤然下降至正常。体温正常数日后又突然升高，如此反复发作。此种热型可见于霍奇金病。

8. 什么是波状热？

答：波状热是指体温逐渐升高达 39℃或以上，数日后体温逐渐下降至低热或正常水平，数日后又逐渐上升，如此反复发作。此种热型可见于布鲁菌病。

9. 什么是消耗热？

答：消耗热是指高热，且每日体温波动很大，达 3～5℃，并反复发生寒战，见于严重结核病、脓毒血症、败血症等。

10. 什么是双峰热？

答：双峰热是指 24h 内体温出现两个高峰，见于败血症。

11. 引起发热的机制是什么？

答：发热多数是由致热原所致，致热原可分为外源性和内源性两类。外源性致热原即多种病原体及其产物、炎性渗出物、无菌性坏死组织及抗原-抗体复合物等，多为大分子物质，不能通过血-脑屏障直接作用于体温调节中枢而引起发热，但能作用于粒细胞、嗜酸性粒细胞，经过一系列的反应，产生内源性致热原。内源性致热原分子量小，能通过血-脑屏障，直接作用于体温调节中枢，导致体温调定点向上移动。这时体温调节中枢对体温重新进行调节。使产热大于散热，体温升高，引起发热。

非致热原性发热见于体温调节中枢直接受损（如颅脑外伤、出血、炎症等）和引起产热过多的疾病（如癫痫持续状态、甲状腺功能亢进等）以及散热减少的疾病（如广泛性皮肤病、心力衰竭等）。

12. 引起发热的病因有哪些？

答：引起发热的病因大致分为两大类：感染性和非感染性，以感染性为多见。

（1）感染性发热：常见于各种病原微生物感染。①细菌感染，如肺炎、败血症、肝脓肿、肾盂肾炎、结核、伤寒等。②病毒感染，如病毒性肝炎、乙型脑炎、流行性出血热、流行性感冒、麻疹、脊髓灰质炎等。③原虫感染，如疟疾、阿米巴病等。④真菌感染，如真菌性肺炎。

（2）非感染性发热：①无菌性组织损伤，如大手术后组织损伤、内出血形成血肿、心肌及肺组织等内脏梗死、体表大面积烧伤等。②恶性疾病，如原发性肝癌、淋巴瘤、恶性组织细胞病、急性白血病等。③变态反应性疾病，常见于药物热、类风湿性关节炎、系统性红斑狼疮等。④中枢神经性发热，如中暑、脑出血、脑震荡、颅骨骨折、中毒性脑病等。可以直接损害体温调节中枢，使其功能失常而引起发热。自主神经功能紊乱的妇女可有不规则低热。⑤产热、散热异常。产热过多可引起发热，如甲状腺功能亢进、剧烈运动后、癫痫等。散热障碍也可引起发热，如广泛性皮炎。此外，慢性心功能不全时，由于心搏出量降低、皮肤血流量减少，及水肿的隔热作用，使散热降低而易引起发热。

13. 如何划分发热程度?

答：发热程度可分为：①低热：体温 37.5～38℃。②中等热：体温 38.1～39℃。③高热：体温 39.1～41℃。④超高热：体温 41℃以上。

14. 应如何护理高热患者?

答：发热是许多疾病的一种反应，它对机体产生两个方面作用：一方面，发热可使血中白细胞增多并促进白细胞的吞噬作用，加强机体的防卫机能；另一方面，如果发热过高，持续时间较久，则会对机体产生不良影响，如引起全身不适、厌食、代谢率增高，甚至直接损伤组织细胞。所以，对高热患者应加强护理。

(1) 观察病情：高热患者应每 4h 测量 1 次体温；体温降至 38.5℃以下时，改为每天测量 4 次；体温降至正常水平 3d 后，改为每天测量 1 次。在测量体温的同时要观察患者的面色、脉搏、呼吸及出汗等体征，如有异常，应立即与医生联系。

(2) 促进散热、降低体温：在发热持续期，应给予物理降温，如头部及大动脉处用冰袋冷敷，或用乙醇擦浴等。必要时可给予药物降温，但须注意防止退热时大量出汗而发生虚脱。采取降温措施 30min 后应测体温 1 次，做好记录与交班。

(3) 维持水、电解质平衡：高热时因呼吸加快，皮肤蒸发水分增多，使水分大量丧失。应鼓励患者多饮水，一天应有 2500～3000ml 的水分摄入，以促使代谢产物排出，帮助热量散失。尤其是药物降温后，患者大量出汗，此时更应及时补充水分和电解质。

(4) 补充营养：高热时，迷走神经兴奋性降低，使胃肠蠕动减弱，消化液分泌减少，影响消化和吸收；同时，分解代谢增强，能量消耗增多，易导致机体消瘦、衰弱和营养不良。因此，应给予营养丰富、易消化的流质或半流质饮食，宜少量多餐，并注意食物美味可口。

（5）增进舒适、预防并发症：高热患者由于消耗多、进食少，体质较虚弱，故应卧床休息；由于唾液分泌较少，口腔黏膜干燥，加之机体抵抗力下降，易引起口腔炎和黏膜溃疡，应做好口腔护理，预防口腔内感染；患者退热大量出汗时，应及时擦干汗液，更换衣服及床单，保持皮肤清洁，防止着凉感冒。

（6）加强心理护理：经常询问患者，了解患者的感受，向患者耐心解释体温的变化，给予患者心理上的安慰和支持，缓解其焦虑、紧张的情绪。

15. 对高热患者采取的降温方式有几种？

答：①物理方式降温：冰帽降温、冷湿敷降温、温水擦浴降温、乙醇擦浴降温。②化学方式降温：化学制冷袋降温、冰毯机降温、药物降温。

16. 对发热患者的分诊原则有哪些？

答：（1）问诊思路：①流行病学史：起病时间、季节、接触史。②症状：高热的程度及规律、伴随症状的严重程度。③相关的实验室检查。

（2）分诊思路：①病情分诊思路：依据患者病情的严重程度分诊到不同的区域。如伴有意识障碍、生命体征改变则属病情危重，应入抢救室救治。②疾病分诊思路：依据患者高热及伴随症状，分析所患是何疾病，分诊到相应诊室。如伴咳嗽、咳痰，拟诊支气管炎应分诊到内科或呼吸科诊治。

（3）筛查分诊思路：体温＞37.2℃去感染科就诊；伴有腹泻去肠道门诊就诊。

17. 什么是中暑？

答：中暑是指在高温环境下人体体温调节功能紊乱而引起的中枢神经系统和循环系统障碍为主要表现的急性疾病。根据临床表现的轻重，中暑可分为先兆中暑、轻症中暑和重症中暑，它们之间的关系是渐进的。

18. 产生中暑的病因有哪些？

答：中暑的直接病因是在高温、烈日暴晒中从事一定时间的劳动又无足够的防暑措施。中暑的常见诱因有工作强度过大、时间过长；睡眠不足；过度疲劳；肥胖；有其他基础疾病，如糖尿病、心血管病、下丘脑病变；老年人、产妇等。

19. 引起中暑的发病机制是什么？

答：在下丘脑体温调节中枢的控制下，正常人的体温处于动态平衡，维持在37℃左右。人体的基础代谢、各种活动、体力劳动及运动均靠糖及脂肪分解代谢供能，热量借助皮肤血管扩张、血流加速、排汗、呼吸、排泄等功能，通过辐射、传导、对流、蒸发方式散发。人体在气温高、湿度大的环境中，尤其是体弱或重体力劳动时，若有散热障碍而导致热蓄积，则容易发生中暑。

20. 先兆中暑的临床表现有哪些？

答：①高温环境下活动一段时间后，出现头痛、头晕、眼花、耳鸣、口渴、多汗、四肢无力和发酸、注意力不集中、动作不协调等症状。②体温正常或略有升高，一般$<$38℃。③如及时将中暑者转移到阴凉通风处，补充水和盐分，则其在短时间内即可恢复。

21. 轻症中暑的临床表现有哪些？

答：①除上题症状外还有面色潮红、大量出汗、皮肤灼热，体温升高至38℃以上等表现。②出现周围循环衰竭的表现，如面色苍白、四肢湿冷、血压下降、脉搏加快等表现。③如及时处理，患者往往可于数小时内恢复。

22. 重症中暑有哪些类型？

答：重症中暑是中暑中情况最严重的一种，如不及时救治将会危及生命。这类中暑又可分为四种类型：中暑高热、中暑痉挛、中暑衰竭和日射病。

23. 中暑高热有哪些特点和症状？

答：①特点：多见于老年人。还有一部分人在高温环境中从事体力劳动的时间较长，身体产热过多，而散热不足，导致体温急剧升高。②症状：发病早期有大量冷汗，继而表现为无汗、呼吸浅快、脉搏细速、躁动不安、神志模糊、血压下降，逐渐向昏迷伴四肢抽搐发展；严重者可产生脑水肿、肺水肿、心力衰竭等严重并发症。

24. 中暑痉挛有哪些特点和症状？

答：①特点：多发生于健康青壮年人。②症状：患者在强体力劳动时大量出汗及口渴，饮水多而盐分补充不足致血中氯化钠浓度急速明显降低时而引起短暂、间歇的肌肉痉挛、疼痛。以腓肠肌多见，阵发性痛性痉挛不超过数分钟，能自行缓解。

25. 中暑衰竭有哪些特点和症状？

答：①特点：常常发生于老年人及一时未能适应高温的人。主要因出汗过多，导致失水、失钠，饮水中无盐，形成低渗性脱水。②症状：出现皮肤血管扩张，血管舒缩功能失调，导致周围循环衰竭。患者出现头晕、头痛、心慌、口渴、恶心、呕吐、皮肤湿冷、血压下降、晕厥或神志模糊和昏迷。

26. 日射病有哪些特点和症状？

答：日射病是由于太阳辐射或强烈的热辐射线直接作用于头部，使颅内温度增高，脑膜和脑组织充血而引起的一种急性神经系统功能障碍。脑组织温度可达 40～42℃，但体温不一定增高。最开始出现的症状是剧烈头痛、头晕眼花、恶心呕吐、烦躁不安，继而可出现昏迷及抽搐而死亡。

27. 对中暑患者院前如何急救？

答：(1) 迅速将患者撤离引起中暑的高温环境，选择阴凉通风的地方让其休息；并多饮用一些含盐分的清凉饮料。还可以在额部、颞部涂抹清凉油、风油精等，或服用仁丹、十滴水、藿香正气水等中药。

（2）如果出现血压降低、虚脱时应立即平卧，及时多饮含糖盐水及饮料，如仍未缓解应去医院静脉输液以补充血容量及电解质。

（3）对于重症中暑者除了立即把中暑者从高温环境中转移至阴凉通风处外，还应该迅速将其送至医院，同时采取综合措施进行救治。

28. 对中暑先兆与轻度中暑患者如何治疗？

答：及时使患者脱离高温环境至阴凉、通风处静卧，观察体温、脉搏、呼吸、血压变化。服用防暑降温剂如仁丹、十滴水或藿香正气散等。补充含盐清凉饮料如淡盐水、冷西瓜水、绿豆汤等，经以上处理即可恢复。

29. 对重症中暑患者的处理原则有哪些？

答：处理原则有：降低体温，纠正水、电解质紊乱和酸中毒，积极防治休克及肺水肿。

30. 对重症中暑患者的处理措施有哪些？

答：（1）中暑发生循环衰竭者，医疗、护理的重点是纠正失水、失钠、血容量不足，以免发生脱水和循环衰竭。尽快建立静脉通路，补充等渗葡萄糖盐水或生理盐水，纠正休克。注意输液速度不可过快，以防增加心脏负荷发生肺水肿。密切观察病情变化。

（2）中暑出现痉挛者，除补充足量的液体外，还要注意监测血电解质。纠正低钠、低氯，控制痉挛。抽搐频繁者应静脉推注10％葡萄糖酸钙10ml或用适量的镇静药如10％水合氯醛10～15ml灌肠，或苯巴比妥钠0.1～0.2g肌内注射。并注意安全保护、防止坠床，及时吸氧，保持呼吸道通畅。

（3）对日射病者应严密观察意识、瞳孔等变化，头置冰袋或冰帽，以冷水洗面及颈部，以降低体表温度，有意识障碍呈昏迷者，要注意防止因呕吐物误吸而引起窒息，将患者的头偏向一侧，保持其呼吸道通畅。

（4）对中暑高热者主要是纠正体温功能失调所致的高热，同时注意生命体征、神志变化及各脏器功能状况及防治并发症。降温措施多主张物理降温与药物降温联合进行，最好在1h内使直肠温度降至37.8～38.9℃。一般药物降温多用氯丙嗪25～50mg加入500ml葡萄糖盐水中静脉滴注，1～2h滴完，必要时加用异丙嗪25～50mg，以增加药效。也可采用解热药降温，酌情选用阿司匹林口服、柴胡肌内注射、吲哚美辛栓剂肛内应用。

31. 对中暑患者的降温方法有哪些？

答：降温速度决定患者的预后，多主张物理降温与药物降温联合进行，其方法有：

（1）体外降温：①环境降温：以冰或风扇使室温控制在22～25℃；如有空调装置，温度在20～25℃。②体表降温：头置冰袋或冰帽，大血管区置冰袋，也可采用将身体（头部除外）置于4℃水中降温法，同时要不断摩擦患者四肢，防止血液循环停滞，促使热量散发；危重者可采用酒精擦浴或冰水擦浴。

（2）体内降温：①灌洗降温：用冰盐水向胃和直肠行低压灌洗。②静脉输入4～10℃的5%葡萄糖盐水1000ml。③用9～20℃的生理盐水进行血液透析和腹膜透析。

（3）药物降温：①冬眠疗法：氯丙嗪、异丙嗪各25～50mg肌内注射或缓慢静脉注射。②解热药：阿司匹林口服、柴胡肌内注射、吲哚美辛栓剂肛内应用。

32. 对中暑患者应如何观察病情？

答：（1）生命体征的观察：一般当体温降至38℃左右时应逐渐停止用药，擦干全身，加强防护。

（2）降温时的观察：体温不能骤降，观察患者是否有面色苍白、多汗虚脱、抽搐等症状，年老、体弱及有心血管疾患的患者更应注意。

(3) 降温药物的观察：滴注时应密切观察体温、脉搏、呼吸、血压，若血压有下降趋势，应酌情减慢滴速或停止给药。

(4) 并发症的观察：注意有无心力衰竭、肾衰竭、肺水肿、脑水肿、呼吸衰竭、弥散性血管内凝血等并发症的迹象，要及时报告医师并给予相应处理。

33. 对中暑患者如何护理？

答：①常规做好口腔、皮肤、床单位整洁、衣服舒适等基础护理。②详细记录各观察项目，以及液体出入量和治疗效果。③给予清淡、富含维生素饮食。

34. 如何预防中暑？

答：(1) 改善高温作业条件，加强隔热、通风、遮阳等降温措施，供给含盐清凉饮料。每天喝 1.5～2L 水。出汗较多时可适当补充一些盐水，以弥补人体因出汗而失去的盐分。另外，夏季人体容易缺钾，使人感到倦怠疲乏，含钾茶水是极好的消暑饮品。

(2) 加强体育锻炼，增强个人体质。夏天的时令瓜果、蔬菜及乳制品既能补水，又能满足身体的营养之需。保持充足睡眠，注意不要躺在空调的出风口和电风扇下，以免患空调病和热伤风。

(3) 宣传防暑保健知识，遵守高温作业的安全规则和保健制度，合理安排劳动和休息。常备防暑降温药品，如十滴水、仁丹、风油精等一定要备在身边，以防应急之用。

(4) 出行时应躲避烈日，外出时一定要做好防护工作，如打遮阳伞、戴遮阳帽、戴太阳镜，有条件的最好涂抹防晒霜；外出时的衣服尽量选用棉、麻、丝类的织物。

35. 甲状腺功能亢进危象的特征是什么？

答：①体温在 39℃以上，一般的解热措施无效。②心率超过 160 次/分，心脏搏动强而有力，呕吐、腹泻。③约 1/4 患者可有黄疸。④多汗或大汗淋漓。⑤焦虑、烦躁、精神亢奋、谵妄、昏睡和昏迷。⑥可有心前区疼痛、心律失常，严重时发生心力衰竭。如病情迅速进展则死亡率高，死亡原因为心力衰竭和休克。

36. 对甲状腺功能亢进危象患者采取退热措施的特点是什么?

答：可用物理降温，在头部及腋窝等近大血管处放置冰袋，酒精擦浴。可用退热药，但最好不用阿司匹林，因其可与甲状腺结合球蛋白结合而促使甲状腺激素游离，使病情加重。也可应用人工冬眠降温，通常为 1 号合剂半量至全量，主要使用哌替啶和异丙嗪。氯丙嗪对心率及血压影响较大，通常不用。

37. 急性白血病患者的发热特征是什么?

答：急性白血病病程中常有不同程度的发热，热型常不一定，可为低热，也可为高热，一般体温在 37.5～40℃。低热可由白血病细胞或白细胞转换率增加或核蛋白代谢亢进引起，但常见的发热原因是各种感染。

38. 肺炎链球菌肺炎及军团菌肺炎患者的发热特征是什么?

答：肺炎链球菌肺炎在发病前可有数日上呼吸道感染症状，突发寒战，仅发作一次为其特征。体温于数小时内升到 39～40℃，呈稽留热型。军团菌肺炎起病缓慢，开始为低热，1～2 天转为高热，可为弛张热型，亦可为稽留热型，可出现多次寒战。

39. 急性感染性心内膜炎及亚急性感染性心内膜炎患者的特征是什么?

答：急性感染性心内膜炎有败血症的临床表现，中毒症状较重，如发热、寒战、休克，可有皮肤出血点、多发性栓塞、转移性脓肿等，病情发展迅速。在亚急性感染性心内膜炎发热是早期最常见的症状，热型多不规则，体温多在 37～39℃，也有低热者。

40. 流行性乙型脑炎（乙脑）患者的观察要点是什么？

答：乙脑潜伏期为 4～21 天，一般为 10～14 天。

（1）高热：起病急骤，突然发热，2～3 天后体温可达 39～40℃，呈稽留热，持续约 10 天，重症者可持续 2～3 周，以后逐渐下降，1 周左右降至正常。部分患者可有 37～38℃的低热，持续 5～6 个月。发热的高低与持续时间的长短与病情轻重一致，发热越高，病情越重。

（2）意识障碍：神志不清最早可见于病程第 1～2 天，但多见于第 3～8 天，通常持续 1 周左右，重者可长达 4 周以上。

（3）惊厥或抽搐：可由于高热、脑实质炎症及脑水肿所致。多于病程第 2～5 天出现，先见于面部、眼肌、口唇的小抽搐，随后呈肢体阵挛性抽搐，重者出现全身抽搐、强制性痉挛。频繁抽搐可导致发绀，甚至呼吸停止。

（4）呼吸衰竭：主要为中枢性衰竭，多见于重者患者。表现为呼吸节律不规则及幅度不均。高热、抽搐和呼吸衰竭是乙脑极期的严重症状，三者互相影响，尤以呼吸衰竭常为致死的主要原因。

41. 什么是伤寒？

答：伤寒是由伤寒沙门菌引起的急性消化道传染病，以持续菌血症、网状内皮系统受累、回肠远端微小脓肿及溃疡形成为基本病理特征。典型的临床表现包括持续高热，腹部不适，肝、脾大，白细胞减少，部分患者有玫瑰疹和相对缓脉。可因水源和食物污染暴发流行，以夏、秋季最多，发病以儿童和青壮年较多。

42. 伤寒的确诊标准是什么？

答：疑似病例如有以下项目之一者即可确诊。①从血、骨髓、尿、大便、玫瑰疹刮取物中的任何一种标本分离到伤寒沙门菌。②血清特异性抗体阳性，肥达反应“O”

抗体凝集效价≥1∶80，“H”抗体凝集效价≥1∶160，恢复期效价增高4倍以上者。

43. 对伤寒患者应该如何治疗?

答：①一般治疗与对症治疗。②抗菌药物治疗。③带菌者的治疗。④并发症的治疗。

44. 对伤寒患者一般治疗与对症治疗的措施有哪些?

答：(1) 一般治疗：①患者入院后，即按消化道传染病隔离，临床症状消失后每隔5～7天送检大便培养，连续2次阴性可解除隔离。②发热期患者必须卧床休息，退热后2～3天可在床上稍坐，退热后2周后可轻度活动。③应给予高热量、高营养、易消化的饮食，包括足量糖类、蛋白质及各种维生素，以补充发热期的消耗，促进恢复，发热期间宜用流质或细软无渣饮食，少量多餐。退热后，食欲增加后，可逐渐进稀饭、软饭，忌吃坚硬多渣食物，以免诱发肠出血和肠穿孔，一般退热后2周才恢复正常饮食。④应鼓励患者多进水分，每日约2000～3000ml(包括饮食在内)，以利于毒素排泄。如因病重不能进食者可用5%葡萄糖生理盐水静脉滴注。

(2) 对症治疗：①有严重毒血症者，可在足量有效抗菌治疗配合下使用糖皮质激素。常用氢化可的松25～50mg或地塞米松1～2mg，每日1次静脉缓慢滴注；或口服泼尼松5mg，每日3～4次，疗程不超过3天。②对兼有毒血症和显著鼓肠或腹泻的患者，糖皮质激素的使用宜慎重，以免发生肠出血及肠穿孔。

45. 伤寒患者抗菌药物的选择应注意哪些?

答：(1) 氟喹诺酮类药物为首选，目前常用的有氧氟沙星，300mg每日2次口服，或200mg每8～12h 1次，静脉滴注，疗程14天；环丙沙星，500mg每日2次或每8h一次，口服或静脉滴注，疗程14天。

(2) 头孢菌素类：第二、第三代头孢菌素在体外对伤寒沙门菌有强大的抗菌活性，毒、副反应低，尤其适用于孕妇、儿童、哺乳期妇女以及氯霉素耐药菌所致伤寒。可用头孢曲松，成人 1g，每 12h 一次，儿童每天 100mg/kg，疗程 14 天；头孢噻肟，成人 1～2g，每 8～12h 一次，儿童每天 100～150mg/kg，疗程 14 天。

（3）氯霉素：每天 25mg/kg，分 2～4 次口服或静脉滴注，体温正常后，剂量减半，疗程 14 天。注意事项：①新生儿、孕妇、肝功能明显损害者忌用。②注意毒、副作用，经常复查血象，白细胞低于 2500/mm^3 时停药。

（4）氨苄西林（或阿莫西林）剂量：成人 2～6g/d，儿童每天 100～150mg/kg，分 3～4 次口服或静脉滴注。阿莫西林成人 2～4g/d，分 3～4 次口服，疗程 14 天。注意事项：①本药效果不太理想，故疗程宜长，以减少复发及排菌。②一旦出现药疹，应及时停药。

（5）复方新诺明：成人 2 片，每日 2 次，儿童每天 SMZ 40～50mg/kg，TMP 10mg/kg，一日 2 次，疗程 14 天。

46. 对伤寒带菌者应如何治疗?

答：（1）氨苄西林（或阿莫西林）。剂量：成人氨苄西林 4～6g/d 或阿莫西林 6g/d 加丙磺舒 2g/d，分 3～4 次口服，疗程 6 周。

（2）氧氟沙星或环丙沙星。剂量：氧氟沙星 300mg 一日 2 次，环丙沙星 500～750mg，一日 2 次口服，疗程 6 周。

47. 伤寒的并发症有哪些?

答：肠出血、肠穿孔、中毒性心肌炎、中毒性肝炎、溶血性尿毒综合征。其中肠穿孔为最严重的并发症。

48. 应如何治疗伤寒并发症?

答：（1）肠出血：①绝对卧床休息，严密观察血压、脉搏、神志变化及便血情况。②暂停饮食，或进少量流质。③静脉滴注葡萄糖生理盐水，注意电解质平衡，并加用维生素K、卡巴洛克（安络血）、氨甲苯酸（抗血纤溶芳酸）、止血粉等止血药。④根据出血情况，酌量输血。⑤如患者烦躁不安，可注射镇静药，如地西泮、苯巴比妥钠，禁用泻剂及灌肠。⑥经积极治疗仍出血不止者，应考虑手术治疗。

（2）肠穿孔：除局限者外，肠穿孔伴发腹膜炎的患者应及早手术治疗，同时加用足量有效的抗生素，如氯霉素或氨苄西林与庆大霉素或卡那霉素联合应用，以控制腹膜炎。

（3）中毒性心肌炎：严格卧床休息，加用糖皮质激素、维生素B_1、ATP，静脉注射高渗葡萄糖液。如出现心力衰竭，应积极处理，可使用洋地黄和呋塞米并维持至临床症状好转，但患者对洋地黄的耐受性差，故用药时宜谨慎。

（4）中毒性肝炎：除护肝治疗外，可加用糖皮质激素。

（5）溶血性尿毒综合征：①控制伤寒沙门菌的原发感染，可用氨苄西林或羟氨苄西林。②输血，补液。③使用糖皮质激素如促肾上腺皮质激素、地塞米松、泼尼龙等，尤其对儿童患者可迅速缓解病情。④抗凝疗法，可用小剂量肝素每日50～100μ/kg静脉注射或静脉滴注，对控制此征有显著疗效，也可用低分子右旋糖酐静脉滴注；⑤必要时行腹膜或血液透析，以及时清除氮质血症，促进肾功能恢复。

49. 对伤寒患者的观察要点是什么？

答：（1）发热：起病较慢，体温呈阶梯式逐日上升，到1周末时可达39～40℃。不伴发冷和寒战。极期体温呈稽留热型，持续在40℃左右；少数患者呈弛张热型或不规则热型。缓解期体温呈弛张样波动下降，恢复期下降到正常。

（2）消化系统症状：明显食欲不振、腹部不适、腹胀，多有便秘，少数以腹泻为主。

（3）神经系统症状：患者表情淡漠、反应迟钝、听力减退，严重者可有谵妄、昏迷。神经系统症状多随体温下降而逐渐恢复。

（4）循环系统症状：常有相对缓脉，即体温升高1℃，每分钟脉搏增加少于15～20次。

（5）皮疹：于病程7～13天，部分患者在胸、腹、背部及四肢的皮肤分批出现淡红色斑丘疹（玫瑰疹），直径约2～4mm，压之退色，2～4天内消失。

（6）肝、脾大：病程第1周末开始，常可触及肝、脾大，通常为肋缘下1～3cm，质软，伴压痛。

50. 对斑疹伤寒患者的观察要点是什么？

答：斑疹伤寒是由普氏立克次体引起的、以人虱为传播媒介所致的急性传染病。全身感染症状和衰竭比较严重，发热持续2周左右。

（1）发热：先有寒战，继而高热，呈稽留热，体温可高达40～41℃，脉搏及呼吸加快。热程一般为14～17日，可迅速退热。发热同时伴有严重头痛、全身肌肉酸痛、颜面潮红、球结膜明显充血等全身中毒症状。

（2）皮疹：为重要体征。90%以上病例于4～5天始出疹，初见于胸背部，1～2天内遍及全身，但面部通常无疹。开始为鲜红色充血性斑丘疹，压之退色，继而变为暗红色或瘀点。皮疹多孤立存在，不融合。1周左右消退，瘀点样疹可持续2周。

（3）中枢神经系统症状：较明显，且出现早，表现为剧烈头痛，伴头晕、耳鸣及听力下降。

（4）肝、脾大：约90%患者出现脾大，少数患者有肝轻度肿大。

51. 疟疾患者的发热特征是什么？

答：（1）普通型疟疾：发冷、寒战、牙齿打战、全身发抖，盖多床棉被仍觉寒冷。此期持续0.5～1h。此期间体温迅速上升，体温常高达40℃以上。此期可持续3～

6h。继之患者常大汗淋漓、衣褥皆湿。体温逐渐下降至正常。在 1～2 天间隔后又出现相同的症状。

(2) 凶险型疟疾：体温可高达 42℃以上，有谵妄、抽搐、昏迷等，可于数小时内死亡。

52. 传染性非典型肺炎的特征是什么?

答：传染性非典型肺炎是由一种新的冠状病毒（SARS 相关冠状病毒）引起的急性呼吸系统传染病，又称严重急性呼吸综合征（severe acute respiratory syndrome，SARS）。主要通过短距离飞沫、接触患者呼吸道分泌物及密切接触传播。传染性较强，临床上以发热、头痛、肌肉酸痛、乏力、干咳少痰为特征，严重者出现气促或呼吸窘迫。

53. 对传染性非典型肺炎患者应如何护理?

答：(1) 隔离：按呼吸道传染病隔离，疑似病例与临床确诊病例分开收治。

(2) 密切观察病情变化：监测症状、体温、呼吸频率、氧合血红蛋白或动脉血气分析、血象、X 线胸片（早期复查间隔时间不超过 2～3 天）。

(3) 卧床休息，提供足够的维生素和热量，保持水、电解质平衡。

(4) 体温超过 38.5℃者，可使用解热镇痛药，儿童忌用阿司匹林，因可能引起 Reye 综合征；或给予冰敷、酒精擦浴等物理降温。

(5) 心理辅导：患者在隔离初期往往有沮丧、绝望或孤立无援的感觉，影响病情的恢复，故应关心安慰患者，给予心理辅导尤为重要。

54. 流行性出血热的特征是什么?

答：流行性出血热属于病毒性出血热中的肾综合征出血热。本病为自然疫源性疾病，鼠为主要的传染源。临床上以发热、休克、充血出血和急性肾衰竭为特征。

55. 流行性出血热的表现是什么?

答:(1)发热期:①发热:常在39~40℃,以稽留热和弛张热多见。热程多数为3~7天,亦有达10天以上者。②全身中毒症状:表现为全身酸痛、头痛和腰痛。少数患者出现眼眶痛。头痛、腰痛和眼眶痛一般称为“三痛”。③毛细血管损害:主要表现为“三红”,主要见于颜面、颈、胸等部位潮红,重者呈酒醉貌。

(2)低血压休克期:一般血压开始下降时四肢尚温暖,若血容量继续下降则表现为脸色苍白、四肢厥冷、脉搏细弱、尿量减少。

(3)少尿期:一般以24h尿量少于500ml为少尿。主要表现为尿毒症、酸中毒,及水、电解质紊乱。

(4)多尿期:一般出现在9~14病日。一般每日尿量可达4000~8000ml,少数可达15 000ml以上。此期若水和电解质补充不足或继发感染,可发生继发性休克,亦可发生低钠、低钾症状。

(5)恢复期:尿量逐步恢复到2000ml以下,精神、食欲基本恢复。一般尚需1~3个月体力才能完全恢复。

56. 流行性脑脊髓膜炎的特征是什么?

答:流行性脑脊髓膜炎是由脑膜炎奈瑟菌(又称脑膜炎双球菌)引起的一种化脓性脑膜炎。其主要特征是突发高热、剧烈头痛、频繁呕吐,皮肤黏膜瘀点、瘀斑及脑膜刺激征,严重者可有败血症休克和脑实质损害,脑脊液呈化脓性改变。部分患者暴发起病,可迅速致死。

(李 颖 徐国英)

二、头 痛

1. 什么是头痛?

答:头痛泛指头颅上半部即眉弓至枕下范围的疼痛。

2. 临床上常见的头痛有哪几种原因?

答:(1)颅脑病变:如脑膜炎、颅内占位等。

(2)五官病变:如青光眼、副鼻窦炎。

(3)头颈部神经痛:如病毒感染或外伤。

(4)血管性头痛:如偏头痛。

(5)全身性疾病:如发热时头痛、中毒时头痛。

(6)神经症、精神疾病:如神经衰弱、癔症性头痛。

3. 头痛常见的起病方式有哪些?

答:(1)急性起病伴发热者常为感染疾病所致,如急性脑膜炎等。

(2)急剧的持续头痛,伴有不同程度的意识障碍而无发热者,常见于蛛网膜下腔出血、脑出血、脑外伤等。

(3)长期间歇性发作的头痛多为偏头痛、丛集性头痛、癫痫、高血压等。

(4)长期反复发作的搏动性头痛多为血管病性头痛或神经官能症。

(5)慢性进行性头痛伴颅内高压者应考虑颅内占位性病变。

4. 头痛常见的部位有哪些?

答:(1)偏头痛多位于一侧。

(2)颅内病变的头痛常为深在性,且较弥散。

(3)颅内深部病变的头痛多向病灶同侧放射。

(4)全身性或颅内感染性疾病的头痛多为全头痛,呈弥漫性。

(5)浅在性头痛常见于眼源性、鼻源性与牙源性,与病变部位一致或接近。

(6)深在性头痛则多为脑脓肿、脑肿瘤、脑膜炎等症状,疼痛多向病灶同侧的外面放射。

5. 头痛的性质有哪些?

答:(1)剧烈头痛呈劈裂样痛,如蛛网膜下腔出血。

（2）紧箍感、重压感或钳夹感，如肌紧张性头痛。

（3）胀痛、跳痛，如偏头痛。

（4）发作性电击样、针刺样或烧灼样锐痛，如头部神经疼痛。

（5）搏动性疼痛，如高血压、血管性头痛、急性发热性疾病、脑肿瘤、神经官能症性头痛。

6. 头痛常有哪些伴随症状?

答：（1）伴剧烈呕吐，提示颅内高压。头痛在呕吐后减轻，见于偏头痛。

（2）伴眩晕，见于小脑肿瘤、椎-基底动脉供血不足。

（3）伴发热，见于感染性疾病。

（4）慢性进行性头痛伴精神症状，应注意颅内肿瘤。

（5）慢性头痛突然加剧并有意识障碍提示可能发生脑疝。

（6）伴视力障碍，可见于青光眼或脑瘤。

（7）伴脑膜刺激征提示脑膜炎或蛛网膜下腔出血。

（8）伴癫痫发作，可见于脑血管畸形、脑内寄生虫或脑肿瘤。

（9）伴自主神经功能紊乱，为神经功能性头痛。

7. 头痛常见的诱因有哪些?

答：（1）与精神紧张、劳累、情绪变化、睡眠不足有关，多见于各种类型的偏头痛、神经性头痛、紧张性头痛和神经症等。

（2）与内分泌因素有关，多见于月经期头痛。

（3）与体位有关，站立时加重，平卧时减轻，多见于低颅压头痛。

（4）与服用某些药物（或物质）有关，如硝酸甘油、硝苯地平、酒精、咖啡因等。

8. 急性颅内压增高危象的表现有哪些?

答：剧烈头痛、喷射性呕吐、视盘水肿、意识障碍及生命体征改变。

9. 脑疝的前驱症状有哪些?

答：颅内压增高、呼吸减慢、脉搏缓慢有力、血压升高。

10. 头痛可引起的致命性疾病包括哪些?

答：①妊娠高血压综合征。②颅脑外伤：脑挫裂伤、颅内血肿。③脑出血。④脑梗死。⑤感染中毒性脑病。⑥高血压急症。

11. 高血压急症包括哪些情况?

答：恶性高血压、高血压危象、高血压脑病。

12. 什么是高血压急症?

答：指高血压伴有急性进行性靶器官病变，舒张压＞130mmHg，需立即降压治疗（但并不需要降至正常范围）以阻止或减少靶器官的损害，常需要静脉用药。

13. 高血压急症常见于哪些情况?

答：①高血压脑病。②急进性/恶性高血压伴器官损害。③颅内出血：包括脑实质、脑室内和蛛网膜下腔出血。④急性肾衰竭合并严重高血压。⑤急性左心衰竭。⑥急性冠脉综合征。⑦主动脉夹层。⑧子痫。⑨嗜铬细胞瘤。

14. 什么是恶性高血压?

答：指舒张压＞140mmHg（18.7kPa)，眼底出现视盘水肿，常有肾功能不全；可有心、脑功能障碍。如不积极降压，患者可死于肾衰竭、脑卒中或心力衰竭。

15. 什么是高血压危象?

答：高血压危象是指在高血压病的基础上，发生暂时性全身细小动脉强烈痉挛，血压急剧升高引起一系列临床症状，是高血压过程中一种特殊的临床综合征。

16. 高血压危象有何临床表现?

答:(1)血压突然升高,病程进展急剧。一般收缩压为220~240mmHg;舒张压在120~130mmHg以上。

(2)交感神经强烈兴奋,表现为发热、出汗、心率加快、皮肤潮红、口干、尿频、排尿困难及手足颤抖等。

(3)靶器官急性损害:①视力模糊,眼底检查可见视网膜出血、渗出,视盘水肿。②胸闷、心绞痛、心悸、气促、咳嗽甚至咳泡沫痰。③尿频、尿少,血浆肌酐和尿素氮升高。④一过性感觉障碍、偏瘫、失语,严重者烦躁不安或嗜睡。⑤头痛、恶心、呕吐、嗜睡、抽搐、昏迷。

17. 高血压脑病有何表现?

答:指血压突然急剧升高,发生严重血管病变导致脑水肿,出现神经系统症状。头痛为最初主诉,伴呕吐、视力障碍、视盘水肿、神志改变、惊厥、昏迷等,出现神经病理征。脑脊液压力可高达400mmH_2O,蛋白增加。降压治疗后症状可迅速缓解。

18. 高血压病情危重的指标是什么?

答:①收缩压或舒张压明显升高,收缩压达240mmHg,舒张压达120mmHg以上。②严重头痛、呕吐,伴神志改变、抽搐甚至昏迷。③眼底有出血、渗出,视盘水肿。

19. 高血压急症的治疗原则是什么?

答:最佳的治疗是既能使血压迅速下降到安全水平,以预防进行性或不可逆性靶器官损害,又不能使血压下降过快或过低,否则会引起局部或全身灌注不足。

20. 高血压急症的降压原则是什么?

答:选择静脉滴注速效降压药物。目标是:静脉滴注降压药后1h使平均动脉血压迅速下降<25%,其后2~6h内血压降至160/(100~110)mmHg。血压过度降低可引起肾、脑或冠状动脉缺血。24~48h逐步降低血压到正常水平。下列情况除外:①急性缺血性脑卒中。②发生主动

脉夹层时应将收缩压迅速降至 100mmHg 左右。③如肾功能正常，无脑血管病或冠心病者血压可降至正常。④患者如为 60 岁以上，有冠心病、脑血管病或肾功能不全，其安全的血压水平是（160～180）/(100～110) mmHg。

21. 对高血压急症患者应如何救治？

答：首先应迅速使血压下降。①在症状出现 1h 内降压，见于高血压脑病、脑出血、急性左心衰竭合并肺水肿。常用压宁定、硝普钠等。②如有高血压脑病，需用甘露醇脱水药减轻脑水肿，同时用呋塞米快速利尿。

22. 对高血压急症患者应如何护理？

答：（1）绝对卧床休息，避免各种刺激。可将床头抬高 30°以起到体位性降压的作用。

（2）监测血压的变化，遵医嘱调整降压药物的浓度和剂量。

（3）观察患者的神志、瞳孔及生命体征变化。

（4）监测尿量及利尿效果。

（5）保持大便通畅，勿便秘及用力排便，否则可使血压及颅内压升高，引起头痛。

23. 什么是妊娠高血压综合征？

答：指妊娠 20 周后出现水肿、高血压、蛋白尿三大症状，严重时突然出现头痛、胸闷、眼花等自觉症状，并有抽搐、昏迷以及心、肝、肾衰竭，导致母、婴死亡。

24. 严重的妊娠高血压的危险疾病有哪几种？

答：包括子痫前期、子痫以及心力衰竭。

25. 子痫前期和子痫的临床表现是什么？

答：妊娠高血压患者突然出现头痛、视物不清、上腹不适等称为子痫前期。若发生抽搐和昏迷则为子痫。

26. 对子痫前期患者应如何急救与护理？

答：治疗原则以解痉为前提，防止子痫的发生，降低母婴的严重并发症。

（1）绝对卧床休息，采取左侧卧位，以减轻妊娠子宫对主动脉及髂动脉的压迫，保证胎盘的血容量。

（2）避免声、光及精神刺激，防止子痫的发作。

（3）观察血压变化，每4h测量一次，必要时增加次数，以固定一侧为好，以免较少误差。随时观察患者的自觉症状的变化。

（4）记录24h出入量并监测体重。

（5）遵医嘱给予解痉、降压药、镇静药物。

（6）适时终止妊娠。终止妊娠是治疗子痫最好的方法。

27. 脑挫裂伤严重的并发症有哪些？

答：颅内血肿和脑水肿及蛛网膜下腔出血，治疗不力常导致脑疝，危及生命。

28. 对颅脑外伤患者应如何急救与护理？

答：（1）病情观察：神志、瞳孔、生命体征变化、肢体活动等；及早发现脑疝征象。

（2）保持合适的体位：抬高床头30°，以利于静脉回流，减轻脑水肿。

（3）遵医嘱给予脱水药如甘露醇、甘油果糖、呋塞米、地塞米松等。

（4）保持呼吸道通畅。

（5）对躁动患者应设专人护理，不应强加约束，因为躁动是脑外伤患者的一种常见表现，因此要查找原因，避免损伤。

（6）做好手术前准备。

29. 脑出血患者出现哪些症状提示病情危重？

答：（1）昏迷程度深，起病后48h昏迷无恢复征象，起病初昏迷较轻，稍后加重，或患者神志虽经一度恢复而又转昏迷者，均属病情危重。

（2）患者出现四肢强直性痉挛、体温升高、昏迷加重，系出血破入脑室征象，表示病情危重。

（3）血压继续升高，呼吸显著改变，尤其当出现陈-施呼吸时，体温突然显著升高，均系病情危重的象征。

（4）出现心功能障碍（心力衰竭、心律失常）、呼吸功能障碍（肺水肿、肺炎）或消化功能障碍（胃出血或应激性溃疡），均系病情危重征象。

30. 对脑出血患者应如何急救与护理？

答：治疗原则是降低颅内压和控制脑水肿，防止脑疝形成，适当降压，防止进一步出血。

（1）绝对卧床，减少搬动，以免加重脑出血。抬高床头 30°，以利静脉回流，减轻脑水肿。

（2）保持呼吸道通畅，及时清除口腔内分泌物。

（3）保持营养和水、电解质平衡。出现脑出血、脑水肿时，每日入液量不宜超过 2500ml。

（4）控制脑水肿，降低颅内压。给予 20％甘露醇 250ml，每 6～8h 一次，如滴注后 4h 内，尿量少于 250ml，应慎用或停用。

（5）遵医嘱给予降压和止血药物。血压不宜降得过低，以防供血不足。一般维持血压在（150～160）/(90～100）mmHg 为宜。

（6）加强基础护理，预防并发症的发生。

（7）手术治疗：当小脑出血血肿超过 15ml 或直径超过 3cm 时，有脑干或第四脑室受压，第三脑室及侧脑室扩大，或出血破入第四脑室者，应尽早手术。

31. 脑血栓患者出现哪些症状提示病情危重？

答：患者出现意识障碍、视盘水肿、一侧肢体完全软瘫，甚至一侧瞳孔散大、呼吸节律失调，则提示梗死灶较大，颅内压增高，脑疝形成，为急诊抢救的指征。

32. 对脑血栓患者的急救措施有哪些？

答：（1）治疗原则：对大面积梗死患者应积极进行脱水治疗，对一般脑梗死可应用抗血小板聚集药和钙拮抗药治疗。

（2）急性期治疗：①处理脑水肿，应及时给予脱水治疗。②溶栓治疗，早期使用有效，但在治疗过程中应注意观察有无出血并发症。③抗血小板聚集，改善脑微循环及脑灌流。④应用活血化瘀中药，如丹参、川穹等。⑤手术治疗，如大面积梗死引起颅内压增高，除用脱水药以外，必要时可进行手术减压，以缓解症状。

33. 如何对脑血栓患者进行护理？

答：（1）急性期应卧床休息，给予适当卧位，取头低位，可促进脑血液循环，使因缺血的脑血管收缩而得以缓解头痛。

（2）保持呼吸道通畅，及时清除口腔中分泌物。

（3）加强基础护理，预防并发症。

（4）急性期即开始配合康复治疗，促进瘫痪肢体的功能恢复。

（5）给予心理护理，使患者正确面对疾病，早日回归社会。

（6）进行健康教育，预防脑梗死复发。

34. 脑栓塞患者出现哪些症状提示病情危重？

答：（1）脑栓塞复发：提示预后不良。尤其在急性期再次发生栓塞往往较第一次严重，而且很容易反复发生，造成多发性脑栓塞，是死亡的主要原因。

（2）出血性栓塞：如在急性期突然发生栓塞后出血，病情往往急剧加重，常出现意识障碍，部分患者因严重脑水肿而发生脑疝，可危及生命。

35. 急性感染中毒性脑病患者出现哪些症状提示病情危重？

答：（1）病情进展迅速，在短时间内进入昏迷状态，意识障碍严重，持续时间长。

（2）有抽搐发作，且较频繁者。

（3）高热不退伴呼吸节律紊乱者，或有血液循环障碍的患者。

（袁军风）

三、眩晕与晕厥

1. 什么是眩晕？

答：眩晕是对自身平衡觉和空间位象觉的自我感知错误，感受自身或周围环境物体的运动性幻觉，如旋转、升降和倾斜等。临床上常需与头晕鉴别，头晕仅表现为头重脚轻、站立或步态不稳，无自身或外界物体运动或旋转感。

2. 眩晕的临床分类及表现有哪些？

答：临床上根据病变部位及眩晕性质不同可分为：

（1）系统性眩晕：由前庭系统病变引起，是眩晕的主要病因，可伴眼球震颤、平衡及听力障碍等。

（2）非系统性眩晕：是前庭系统以外的全身系统性疾病引起，如眼部疾病、贫血或血液病、心功能不全、感染、中毒及神经功能失调等。特点是头晕眼花或轻度站立不稳，无眩晕感和眼震，通常不伴恶心和呕吐。

3. 系统性眩晕根据病变部位又可分为哪些？

答：（1）周围性（真性）眩晕：由前庭感受器和内听道内前庭神经颅外段病变引起。

（2）中枢性（假性）眩晕：由前庭神经颅内段、前庭神经核、核上纤维、内侧纵束、皮质及小脑的前庭代表区病变所致。临床表现为：眩晕、眼震、平衡障碍、自主神经症状、耳鸣、听力减退或耳聋等。

4. 真性和假性眩晕的临床表现有哪些不同?

答:(1) 周围性(真性)眩晕表现为突发剧烈旋转或上下、左右摇晃感,持续时间短,与头位或体位变化有关;眼震与眩晕程度一致,幅度小,水平性或水平加旋转,绝无垂直性,快相向健侧或慢相向病灶侧;平衡障碍,站立不稳或左右摇摆;自主症状有剧烈呕吐、出汗及面色苍白等;常伴耳鸣、听力减退或耳聋等。

(2) 中枢性(假性)眩晕程度较轻,为旋转性或一侧运动感,持续时间长,与改变头部或体位无关;眼震与眩晕程度不一致,粗大、持续,快相也向健侧(小脑例外)或方向不一致;平衡障碍,站立不稳或一侧运动感;自主症状不明显;耳鸣、听力减退或耳聋常无或不显著。

5. 眩晕与头昏、头晕有哪些区别?

答:(1) 它们都不是某种独立的疾病,而是一种十分常见的临床症候群。

(2) 眩晕是空间定位觉障碍所产生的一种运动幻觉或错觉,眩晕也可以认为是人与周围环境的空间、关系在大脑皮质的失真。眩晕具有周围环境或自身的运动幻觉,包括旋转感、翻转感、倾倒感、摇摆感。

(3) 头昏表现为头脑昏沉和不清醒感,多由全身性疾病或神经功能性原因所致。

(4) 头晕则表现为头重脚轻和行立不稳感,可由于迷路、耳系统病变、视觉与本体感觉系统病损所致。

6. 眩晕与平衡有何关系?

答:眩晕的严重程度与平衡之间并非存在并行的关系:

(1) 眩晕与平衡呈相符的疾病:前庭末梢性病变,例如梅尼埃病急性期,眩晕与平衡障碍的程度相符合,随着病情的好转,眩晕与平衡障碍都恢复,两者的进度一致。

(2) 眩晕轻而平衡障碍重时,见于中枢性眩晕,例如脑桥小脑角部位的神经瘤及脑膜瘤、颅底凹陷症、Arnold-Chiari 畸形等，其平衡功能障碍明显，而眩晕不重。如脊髓小脑变性，患者表现为走路蹒跚，闭眼无法站立，但眩晕不明显，当病变越接近前庭终器，眩晕越重。

（3）功能性或精神因素为主的疾病往往表现为明显的头晕而平衡功能正常，如抑郁症的躯体化障碍。对所有的晕厥患者，不论其精神因素多大，应检查迷路功能；不论其器质因素有多大，勿忘记精神性反应。

7. 引起眩晕常见的疾病有哪些？

答：（1）前庭周围病变：常见者有迷路炎、药物中毒等。

（2）脑干病变：常见者有肿瘤、椎-基底动脉供血不足、多发性硬化、脑干外伤等。

（3）大脑皮质病变：常见者有颞叶肿瘤、缺血、癫痫等。

（4）眼源性：常见者有眼肌麻痹等。

8. 哪些疾病可引起周围性眩晕？各有何临床表现？

答：（1）梅尼埃病：以发作性眩晕伴耳鸣、听力减退及眼球震颤为主要特点，严重时可伴有恶心、呕吐、面色苍白和出汗，发作多短暂，很少超过 2 周，具有复发性的特点。

（2）迷路炎：多由于中耳炎并发，症状同上，检查发现鼓膜穿孔，有助于诊断。

（3）内耳药物中毒：常由链霉素、庆大霉素及其同类药物中毒性损害所致。多为渐进性眩晕伴耳鸣、听力减退，常先有口周及四肢发麻等。水杨酸制剂、奎宁、某些镇静安眠药（氯丙嗪、哌替啶等）也可引起眩晕。

（4）前庭神经元炎：多在发热或上呼吸道感染后突然出现眩晕，伴恶心、呕吐，一般无耳鸣及听力减退。持续时间较长，可达 6 周，痊愈后很少复发。

（5）位置性眩晕：患者头部处在一定的位置时出现眩晕和眼球震颤，多数不伴耳鸣和听力减退。可见于迷路和中枢病变。

（6）晕动病：见于晕船、晕车等，常伴有恶心、呕吐、面色苍白、出冷汗等。

9. 哪些疾病可引起中枢性眩晕？

答：（1）颅内血管性疾病：椎-基底动脉供血不足、锁骨下动脉盗血综合征、延髓外侧综合征、脑动脉粥样硬化、高血压脑病和小脑出血等。

（2）颅内占位性病变：听神经瘤、小脑肿瘤、第四脑室肿瘤和其他部位的肿瘤等。

（3）颅内感染性疾病：颅后凹蛛网膜炎、小脑囊肿。

（4）颅内脱髓鞘疾病及变性疾病：多发性硬化、延髓空洞症。

（5）癫痫。

10. 其他原因所致的眩晕有哪些疾病？各有何临床表现？

答：（1）心血管疾病：低血压、高血压、阵发性心动过速、房室传导阻滞。

（2）血液病：各种原因所致的贫血、出血等。

（3）中毒性：急性发作性疾病、尿毒症、严重肝病、糖尿病等。

（4）眼源性：眼肌麻痹、屈光不正。

（5）头部或颈椎损伤后。

（6）神经症。

以上疾病可有不同程度的眩晕，但常无真正眩晕感，一般不伴听力减退、眼球震颤，少有耳鸣，有原发病的其他表现。

11. 如何诊断眩晕？

答：（1）首先应确定是不是眩晕，有些患者常将头昏、头晕和眩晕相混淆。

（2）临床医生必须详细询问病史，应让患者自己描述眩晕的严重程度及其性质、持续时间。

（3）若为多次发作性眩晕，应明确每次发作的持续时间，是否自行缓解。

（4）若为用药物治疗可缓解，应明确用药后多长时间可缓解（以判断确为药物作用，而非自行缓解）。

（5）尽量询问诱发因素和伴随症状，是否存在可能引发眩晕的其他病史，有无神经内科、神经外科、耳鼻喉科及内科其他系统的疾病。在询问病史过程中要注意鉴别。

12. 眩晕与眼球震颤有何关系？

答：对眩晕患者除一般神经系统检查外，应特别注意眼底检查，注意有无自发性或诱发性眼球震颤。眼球震颤的检查主要根据眼球震颤的幅度、频率及类型大致确定病变的部位：

（1）水平性眼球震颤多见于周围或中枢前庭病变。

（2）水平、旋转性眼球震颤多见于周围前庭病变。

（3）垂直性眼球震颤多见于脑干病变。

（4）不规则眼球震颤多见于中枢病变。

（5）单眼分离性眼球震颤多见于内侧纵束病变。眼球震颤的检查有助于眩晕的定位诊断。

13. 诊断眩晕时需排除哪些相关因素？

答：内科系统注意除外心脏、血管系统病变、有无全身性感染、代谢性疾病，特别是有无甲状腺功能减退、糖尿病和低血糖。

14. 眩晕与听力有何关系？

答：耳科听力学测定：

（1）通过音叉试验可大致了解听力障碍情况。

（2）通过电测听力可进一步了解听力障碍的性质、分类及程度，以便了解眩晕与听力障碍的关系。

15. 对于眩晕患者需做的辅助检查有哪些?

答：根据临床具体情况选择必要的检查，包括眼球震颤电图、耳蜗电图，头颅、内耳道、乳突及颈椎 X 线片、头颅 CT 或 MRI、MRA、经颅多普勒超声、局部脑血流图、脑电图及脑脊液检查，必要时请耳鼻喉科医师行前庭功能的系列检查。

16. 如何依据眼震、眩晕和平衡的关系来判断中枢性和周围性眩晕?

答：(1) 两眼眼震一致者见于周围性；不一致者见于中枢性。

(2) 眼震与眩晕一致者见于周围性；不一致者见于中枢性。

(3) 眩晕与平衡关系一致者见于末梢性。

(4) 眩晕轻而平衡重者多见于中枢病变。

(5) 眩晕重而平衡正常者见于精神性眩晕。

17. 眩晕的临床类型有哪些?

答：根据诱因、头位或体位、真假性眩晕、缓解期、间歇期的临床表现及伴随的其他神经系统表现、有无相关疾病六个方面归纳出四种临床类型：

(1) 突发突止型 (A 型)：无明显诱因，与一定的头位或体位相关，表现为突发视物旋转晃动或漂浮感的真性眩晕，缓解期几乎无头晕或头昏，间歇期如常，不伴有其他神经系统表现，无明确相关疾病。

(2) 突发缓止型 (B 型)：无明显诱因，与一定的头位或体位相关，为突发视物旋转晃动或漂浮感的真性眩晕，缓解期几乎无头晕或头昏，间歇期如常，不伴有其他神经系统表现，无明确相关疾病。又将此型分为两型：1 型：伴脑血管疾病危险因素、颈椎病、贫血、血液病。2 型：伴有感染及变态反应以及精神障碍、睡眠障碍、自主神经紊乱、更年期综合征、人格障碍。

(3) 缓发缓止型 (C 型)：为有一定诱因，无明显头位或体位相关，为逐渐发展的假性眩晕，缓解期多有头昏，间歇期也多有头昏，多伴有其他神经系统表现，有一定相关疾病。

(4) 特殊类型 (D 型)：临床表现具有一定的特征性，如 Dandy 综合征。

18. 眩晕的治疗方式有哪些？

答：分为发作期和间歇期治疗，包括一般处理、对症治疗、病因治疗、平衡康复训练、药物治疗和手术治疗。

19. 眩晕患者的分诊要点包括哪些内容？

答：问诊包括：

(1) 发作时间、诱因、病程，有无复发性特点。

(2) 有无发热、耳鸣、听力减退、恶心、呕吐、出汗、口周及四肢麻木、视力改变、平衡失调等相关症状。

(3) 有无急性感染、中耳炎、颅脑疾病及外伤、心血管疾病、严重肝肾疾病、糖尿病等病史。

(4) 有无晕车、晕船及服药史。分诊：如出现生命体征的异常应入抢救室救治，否则应使患者进入诊室优先诊治。

20. 临床上如何避免由于药物中毒所致的眩晕？

答：通常选用耳毒性较小的药物：

(1) 预防是治疗的关键。

(2) 使用任何潜在的耳毒性药物时需监测肾功能。在高危人群如肾衰竭患者应避免使用耳毒性药物，因为这类药物从肾排泄。

(3) 注意检测患者是否有早期前庭功能丧失的症状。

(4) 出现耳毒性的早期表现时，调整用量会减少发展为永久性损害的可能。如尽早停药，耳毒性的副作用可能消失。

21. 对眩晕患者急性发作时的护理要点是什么？

答：急性发作者需绝对卧床休息，同时避免声光刺激。密切观察生命体征变化，尤其是心率及血压。特别是频繁呕吐者除对症用药外，还应给予补液，以防脱水，注意补充营养，纠正电解质紊乱及维持酸碱平衡。

22. 对眩晕患者的一般护理包括哪些内容?

答：积极治疗原发病，加强护理及心理治疗，消除患者的恐惧心理。应根据病情轻重、药物作用强弱、不良反应大小合理选择药物治疗，避免多种同类药物同时应用。恢复期或慢性期应尽量早停用前庭神经镇静药，以免影响中枢及前庭神经的代偿，不利于眩晕及平衡障碍的恢复。

23. 对患有眩晕的老年人护理时应注意的问题是什么?

答：年龄在50岁以上的眩晕患者，主要是由于椎-基底动脉供血不足、耳性眩晕、脑性眩晕等引起，而脑性眩晕尤其是小脑出血是引起眩晕的最危险病因。对老年患者护理时尤应注意全身性疾病和药物不良反应。特别是有反复发作的患者更应注意减少可能发生眩晕的诱因。

24. 如何对眩晕的程度与工作能力进行分级?

答：(1) 眩晕对其活动毫无影响。

(2) 头晕时必须停止一会儿手头的工作，很快恢复并能立即工作。对于开车或从事其选择的工作，不必因头晕改变工作计划。

(3) 必须作出很大努力和调整好自己的精力才能胜任工作、开车或从事其选择的工作，但因头晕做不到。

(4) 无能力工作、开车、照顾家务，甚至连最基本的活动也受限。

(5) 丧失劳动能力1年以上，因头晕和平衡问题已接受抚恤。

25. 晕厥的定义是什么?

答：晕厥亦称昏厥，是由于一时性广泛性脑供血不足所致的短暂意识丧失状态，发作时患者因肌力消失不能保持正常姿势而倒地。一般为突然发作，迅速恢复，很少有后遗症（有时因摔倒可能造成脑外伤或骨折等不良后果）。晕厥并不是一种独立的疾病，常可作为某些疾病的症状而单独表现出来。无论何种因素，只要引起脑组织的血流量低于阈值［25～30ml/（100g 脑组织 · 分）］，即会出现大脑皮质的高度抑制，与维持意识有关的脑干网状结构启动系统有轻度的血流低下即可导致昏厥发生，尤其是老年人。

26. 晕厥的临床特点是什么?

答：晕厥的临床特点是突发、短暂、一过性意识丧失，突然摔倒，能迅速自行恢复。

27. 晕厥的临床特征是什么?

答：晕厥是一种症状群，可有不同的原因，甚至查不到病因。患者就诊时所诉的症状大多数已经消失，患者本人可能描述不清，或者因遗忘、痴呆和无目击者等因素，再加上晕厥的发病特点为突然性、短暂性的自行恢复，可能给诊断带来一定的困难。

28. 晕厥的发作分为几期?

答：根据临床表现可分为三期：

（1）发作前期（先兆）：患者常感到头部和全身不适、视物模糊、出冷汗、耳鸣，别人可发现其有面色苍白。

（2）发作时患者感眩晕、恶心、全身无力，重者突然有意识丧失，全身肌张力消失，即跌倒在地。一般在跌倒后很快就清醒，1～2min 恢复。晕厥易导致外伤。

（3）患者苏醒后，有短时间的意识恍惚、恶心，甚至呕吐，有便意或括约肌失禁，面色苍白、出汗、极度疲劳、嗜睡，可维持一段时间。其发作后期持续时间长短取决于晕厥的严重程度。

29. 晕厥可分为哪几种?

答：根据晕厥的病因及发病机制可分为 4 类：反射性晕厥、心源性晕厥、脑源性晕厥、其他晕厥。

30. 反射性晕厥的病因及发病机制有哪些?

答:反射性晕厥(血管舒缩障碍)主要由于血压调节、心率反射弧功能障碍及自主神经功能不全导致血压急骤下降,心输量突然减少所致。包括血管迷走性晕厥、直立性低血压性晕厥、特发性直立性低血压性晕厥(Shy-Drarger 综合征)、颈动脉窦性晕厥、排尿性晕厥、吞咽性晕厥、咳嗽性晕厥、舌咽神经痛性晕厥等。以血管迷走性晕厥最为常见,多发生于年轻体弱的女性。

31. 血管迷走性晕厥的发生机制与临床表现是什么?

答:血管迷走性晕厥(单纯性晕厥)多见于年轻体弱的女性,发作常有明显诱因(如疼痛、情绪紧张、恐惧、轻微出血、各种穿刺及小手术等),在天气闷热、空气混浊、疲劳、空腹、失眠及妊娠等情况下更易发生。晕厥前期有头晕、眩晕、恶心、上腹不适、面色苍白、肢体发软、坐立不安和焦虑等,持续数分钟继而突然出现意识丧失,常伴有血压下降、脉搏微弱,持续数秒或数分钟后可自然苏醒,无后遗症。发生机制是由于各种刺激通过迷走神经反射引起短暂的血管床扩张,使回心血量减少、心输出量减少、血压下降导致脑供血不足所致。

32. 直立性低血压性晕厥的发生机制与临床表现是什么?

答:表现为在体位骤变,主要由卧位或蹲位突然站起时发生晕厥。可见于某些长期站立于固定位置及长期卧床者;服用某些药物,如氯丙嗪、胍乙啶、亚硝酸盐类或交感神经切除术后患者;某些全身性疾病,如脊髓空洞症、多发性神经根炎、脑动脉粥样硬化症、急性传染病恢复期、慢性营养不良等。发生机制可能是由于下肢静脉张力低,血液蓄积于下肢(体位性)、周围血管扩张淤血(服用亚硝酸盐药物)或血液循环调节障碍等因素,使回心血量减少、心输出量减少、血压下降导致脑供血不足所致。

33. 颈动脉窦综合征引起晕厥的发生机制与临床表现是什么?

答：由于颈动脉窦附近病变，如局部动脉硬化、动脉炎、颈动脉周围淋巴结炎或淋巴结肿大、肿瘤以及瘢痕压迫或颈动脉窦受刺激，迷走神经兴奋、心率减慢、心输出量减少、血压下降致脑供血不足。可表现为发作性晕厥或伴有抽搐。常见的诱因有用手压迫颈动脉窦、突然转头、衣领过紧等。

34. 排尿性晕厥的发生机制与临床表现是什么?

答：多见于青年男性，在排尿中或排尿结束时发作，持续约1～2min，自行苏醒，无后遗症。机制可能为综合性的，包括自身自主神经不稳定，体位骤变（夜间起床），排尿时屏气动作或通过迷走神经反射致心输出量减少、血压下降、脑缺血。

35. 咳嗽性晕厥的发生机制与临床表现是什么?

答：见于慢性肺部疾病患者，于剧烈咳嗽后发生。机制可能是剧咳时胸腔压力增加，静脉回流受阻，致心输出量降低、血压下降、脑缺血所致。也有人认为剧烈咳嗽时脑脊液压力迅速升高，对大脑产生震荡作用所致。

36. 心源性晕厥的病因及发病机制是什么?

答：心源性晕厥的特点是发生迅速、无任何预感，与直立无关，运动诱发晕厥。主要原因有：

（1）心律失常：如窦房结功能不全、房室传导阻滞、室性心动过缓、植入起搏装置功能失常。

（2）急性心腔排出受阻：如心脏瓣膜病、冠心病和心肌梗死、先天性心脏病、原发性心肌病、心房黏液瘤、巨大血栓形成、心脏压塞等。

（3）肺血流受阻：如原发性肺动脉高压症、肺动脉栓塞。

37. 心源性晕厥及其主要的临床表现有哪些？

答：指由心脏疾病所致一过性脑供血不足产生的短暂的意识障碍综合征。临床表现以突然晕厥起病，晕厥前后无耳鸣、视物旋转感；可伴有心慌、胸痛、恶心及呕吐、乏力、黑蒙、抽搐及尿失禁等，大部分病例可多种症状同时存在。多数患者发作时都猝不及防，部分有先兆，如有头晕、心慌、出汗、恶心等不适主诉和症状，此时应立即采取卧位，可缓解症状并防止摔倒。对年龄大于 60 岁、疑有心脏疾病的患者，一定要及时入院进行全面检查评估。

38. 心源性晕厥最大的危险是什么？

答：心源性晕厥最大的危险是可引起阿-斯（Adams-Stokes）综合征，如抢救不及时可致死。主要表现是在心搏停止 5～10s 出现晕厥，停搏 15s 以上可出现抽搐，偶有大、小便失禁。

39. 脑源性晕厥的病因及发病机制是什么？

答：由于脑部血管或主要供应脑部血液的血管发生循环障碍，导致一时性广泛性脑供血不足所致。如脑动脉硬化引起血管腔变窄，高血压病引起脑动脉痉挛，偏头痛及颈椎病致基底动脉舒缩障碍，各种原因所致的脑动脉微栓塞、动脉炎等病变均可出现晕厥。其中短暂性脑缺血发作可表现为多种神经功能障碍症状。由于损害的血管不同而表现多样化，如偏瘫肢体麻木、语言障碍等。

40. 其他导致晕厥的疾病及发病机制有什么？

答：如哭泣性晕厥（情感反应）、过度通气综合征、低血糖性晕厥和严重贫血性晕厥等。

（1）低血糖综合征：是由于血糖低而影响大脑的能量供应所致，表现为头晕、乏力、饥饿感、恶心、出汗、震颤、神志恍惚、晕厥甚至昏迷。

（2）通气过度综合征：是由于情绪紧张或癔症发作时呼

吸急促、通气过度、二氧化碳排出增加，导致呼吸性碱中毒、脑部毛细血管收缩、脑缺氧，表现为头晕、乏力、颜面及四肢针刺感，并因可伴有血钙降低而发生手足抽搐。

（3）重度贫血：是由于血氧低下而在用力时发生晕厥。

（4）高原晕厥：是由于短暂的缺氧引起。

41. 晕厥与其他症状的区别有哪些？

答：（1）眩晕：感觉周围环境旋转或晃动，通常无意识障碍。

（2）昏迷：意识障碍持续时间长，恢复困难。

（3）癫痫：小发作：不倒地，恢复比晕厥快，无后遗症；大发作：面色发绀，血压和脉搏改变不明显，肢体呈强直性或痉挛性抽搐。而晕厥仅有肢体零星抽动。

42. 晕厥的伴随症状与诊断有何关系？

答：（1）伴出冷汗：见于内出血、低血糖、血管性晕厥。

（2）伴抽搐：见于心源性、中枢神经性晕厥。

（3）伴有呼吸浅、快：见于癔症。

（4）伴有头痛、呕吐：见于中枢神经性晕厥。

（5）伴有病理反射；见于中枢神经性晕厥。

（6）伴有高血压：见于高血压脑病。

（7）伴有低血压：见于大量失水、失血、低血糖、心源性晕厥。

（8）伴有心音弱、心律失常、心率很快或很慢：见于心源性晕厥。

43. 晕厥的辅助检查主要有哪些内容？

答：（1）辅助检查包括心电图、即刻血糖、血常规，必要时行脑电图、颈动脉B超及超声心动图检查，还可行颅脑CT、MRI或磁共振脑血管造影（MRA）检查。

（2）直立倾斜试验：血管迷走神经反射性晕厥多呈阳性。

（3）倾斜试验加硝酸甘油试验可提高阳性率。

（4）颈动脉窦按摩试验对颈动脉窦性晕厥的诊断非常有帮助，行此检查时需备急救用药。

44. 直立倾斜试验的原理是什么？

答：当身体由平卧位转向倾斜位的时候，静脉回流下降，左心室充盈减少，交感神经系统的张力增加，心室在未达到充盈的状态时激烈收缩，引起机械受体（迷走神经C纤维）发出冲动，传入中枢神经系统，引起反射性血管扩张和心动过缓，导致晕厥。

45. 临床上应与晕厥相鉴别的疾病有哪些？

答：晕厥应与眩晕、昏迷、跌倒发作、头晕、心脏病发作、癫痫发作等相鉴别。对不伴有神经系统局灶性定位体征的晕厥患者，很少由脑血管病引起，可能见于缺血性心脏病并伴有短暂性脑缺血发作的老年人。

46. 何谓短暂性脑缺血发作？

答：短暂性脑缺血发作（transient ischemic attack，TIA）是局灶性脑缺血导致突发短暂性、可逆性神经功能障碍。发作持续数分钟，通常在3～9min完全恢复，如时间长于2h常留有轻微的神经功能缺损表现。传统的TIA定义为在24h内恢复。时间长于24h称为脑卒中。

47. 临床上由情感反应所致晕厥的诱因有哪些？

答：一些晕厥患者是由于精神疾病所致。过度换气、惊恐发作、应激状态、惊吓、焦虑和严重的抑郁症等都可能造成短暂性脑血管阻力增加和外周血管同时扩张。有些患者甚至在没有血压改变、脑电图正常和脑血流正常的情况下，做直立倾斜试验时发生晕厥，多属于躯体化障碍性疾病，应请精神科或心理科医师会诊。

48. 典型晕厥发作分为几期？临床表现是什么？

答：典型发作可分为三期：

（1）晕厥前期：自主神经症状明显，表现为苍白、恶心、出汗、头晕、黑蒙、耳鸣，通常不到10s。

（2）晕厥发作期：意识、肌张力丧失，可倒地，大多血压低，通常仅持续数秒，若>10～20s，可发生抽搐。

（3）晕厥恢复期：意识完全恢复，可遗留软弱无力、紧张、头晕、头痛、恶心等不适，不愿讲话和活动。休息数分钟或数十分钟缓解，不留任何后遗症。

49. 老年患者晕厥的常见危险因素是什么?

答：老年人对脑血流的变化比较敏感，容易诱发晕厥。对有结构性心脏病和左室射血分数降低的晕厥患者，复发和死亡的风险增加，应尽早进行病因治疗。去除引起老年患者晕厥的常见危险因素，避免引起晕厥的情景因素，进行药物治疗时需避免减少心率、血容量和引起血管张力的明显改变。

50. 晕厥的诊断主要包括哪些内容?

答：（1）晕厥不是疾病的最终诊断，它是许多可能病因表现出来的症状性诊断，对晕厥患者一定要追寻病源。

（2）首先鉴别是否为晕厥。

（3）病史询问应重点了解晕厥发作前的症状，有无诱发因素，周围环境的变化，当时的体位及姿势，既往病史，详细了解发作时的临床表现，缓解（或恢复）后患者有何不适感觉和状态。

（4）神经系统查体重点检查有无定位体征，分析其与晕厥有无关系，并除外功能性疾病。

（5）内科方面应注意检查立、卧位血压，脉搏、心率、心律，及心脏听诊有无病理性杂音，并同时注意颈动脉及锁骨下动脉的听诊。

51. 病史与晕厥有何关系?

答：（1）年老患者的晕厥常由高血压、急性心肌梗死、病态窦房结综合征、颈静脉窦过敏引起。

（2）中年患者晕厥常由于血管性原因引起，如主动脉狭窄、肺动脉高压。

（3）如患者有心脏病史，晕厥的发生常为心源性。

（4）体力活动后发生晕厥，常见于低血糖及贫血。

（5）转动头部时发生晕厥，见于颈动脉窦过敏。

（6）当体位变化时发生晕厥，见于左房黏液瘤、左房巨大血栓。

（7）晕厥突然发生，常见于心源性、直立性晕厥。缓慢发生者常见于低血糖。

52. 对晕厥患者治疗的目的是什么？

答：主要目的包括预防晕厥再发和相关的损伤，降低晕厥致死率，提高患者的生活质量。

53. 对晕厥患者如何急救与护理？

答：（1）体位：发现晕厥患者后应将其置于头低位（卧位时使头下垂，坐位时将头置于两腿之间），保证脑部血供，解松衣扣，将头转向一侧以避免舌阻塞气道。患者清醒后不要马上站起，待全身无力好转后再逐渐起立行走。

（2）促醒：向面部喷少量凉水和在额头上置湿凉毛巾刺激可以帮助清醒。还可针刺或用手指掐患者的人中、内关、合谷等穴，促使苏醒。

（3）进食、水：晕厥时不喂食物，待患者清醒后，可给患者服用温糖水或热饮料。

（4）保暖：注意对患者身体的保暖，随时观察患者的呼吸、脉搏等情况。

（5）观察：老年人晕厥发作有时危险不在于原发疾病，而在于晕倒后的头外伤和肢体骨折。因此建议厕所和浴室地板上铺盖橡皮布，卧室铺地毯，室外活动宜在草地或土地上进行，避免站立过久。

（6）转运：经处理仍未清醒者，应及时进行呼救或将其妥善送往附近医院。

（7）急救：如有呼吸、心搏骤停，应立即进行心肺复苏术。

（张利平）

四、抽　搐

1. 什么是抽搐？

答：抽搐属于不随意运动，是大脑功能暂时紊乱的一种表现，指全身或局部骨骼肌群异常的非自主抽动或强烈收缩，并引起关节运动和强直，多为全身、对称性。其同义词为痉挛，若伴有意识丧失者则称为惊厥。其表现形式可以是强直性（持续肌肉收缩）、阵挛性（断续肌肉收缩）和混合性（先后出现强直性和阵挛性肌肉收缩）。抽搐可起肌肉、周围神经和中枢神经任何部位的障碍。

2. 抽搐的发病原因是什么？

答：病因可概括为以下4类：

（1）脑部疾病：①感染：如脑炎、脑膜炎、脑脓肿、脑结核瘤、脑灰质炎等。②外伤：如产伤、颅脑外伤等。③肿瘤：包括原发性肿瘤、脑转移瘤。④脑血管疾病：如脑出血、蛛网膜下腔出血、高血压脑病、脑栓塞、脑血栓等。⑤寄生虫病：如脑型疟疾、脑血吸虫病、脑包虫病、脑囊虫病等。⑥其他：先天性脑发育障碍。⑦原因未明的大脑变性，如结节性硬化、播散性硬化、核黄疸等。

（2）全身性疾病：①脑缺氧：如窒息、休克、急性大出血、一氧化碳中毒、吸入麻醉等。②感染：如急性胃肠炎、中毒型菌痢、链球菌败血症、中耳炎、百日咳、狂犬病、破伤风等。小儿高热惊厥主要由急性感染所致。③中毒：内源性，如尿毒症、肝性脑病；外源性，如酒精、苯、铅、砷、汞、氯喹、阿托品、樟脑、白果、有机磷等中毒。④心血管疾病：高血压脑病或阿-斯综合征等。

⑤代谢障碍和内分泌疾病：氨基酸代谢异常，如苯丙酮尿症等；脂质代谢障碍，如脂质累积症；糖代谢病，如低血糖、半乳糖血症；水、电解质紊乱如低钙血症、低镁血症、低钠血症、高钠血症、水中毒、低血钾、高碳酸血症等，维生素缺乏及依赖症如维生素 B_6、维生素 D、维生素 B_{12} 及叶酸缺乏症，急性间歇性血卟啉病；甲状旁腺功能低下、子痫等。其中低血钙可表现为典型的手足搐搦症。⑥风湿病：如系统性红斑狼疮、脑血管炎等。⑦其他：如突然撤停安眠药、抗癫痫药以及热射病、溺水、窒息、触电等。

（3）神经官能症：如癔症性抽搐和惊厥。

（4）高热：常是婴幼儿抽搐的主要原因。

3. 抽搐的发病机制是什么？

答：根据引起肌肉异常收缩的兴奋信号的来源不同基本上可分为两种情况：①大脑功能障碍，如癫痫等。②非大脑功能障碍，如破伤风、士的宁中毒、低钙血症性抽搐等。

4. 抽搐的实验室检查包括哪些？

答：依据病史和体格检查提供的线索选择实验室检查的项目，除了血、尿、大便常规外，有血液生化（血糖、电解质等），血气分析，心、肝、肾功能测定及内分泌功能等检查。

5. 什么检查有助于对中枢感染伴发抽搐的病因学诊断？

答：脑脊液常规生化及细胞学检查，并做细菌培养，以便对不同的细菌采用不同的抗生素进行治疗。

6. 对于癫痫大发作引起的抽搐，可选择什么辅助检查？

答：如为癫痫大发作，可选择脑电图、单光子发射计算机断层扫描（SPECT）和 PET 扫描。

7. 对于颅内占位性病变引起的抽搐，可通过什么检查进行定位及定性诊断？

答：颅X线摄片脑CT和MRI检查。

8. 脊髓或周围神经伴发抽搐可通过什么检查定位诊断？

答：体感诱发电位、脑干诱发电位（听觉、视觉诱发电位）对脑、脊髓或周围神经及肌肉病变的定位诊断具有重要意义。

9. 抽搐的临床表现有什么？

答：由于病因不同，抽搐的形式也不一样，可根据抽搐的类型分为两大类：

（1）全身性抽搐：为全身骨骼肌收缩，如癫痫大发作表现为强直-阵挛性抽搐；破伤风则是持续强直性抽搐。

（2）局限性抽搐：为躯体或颜面某一局部的连续性抽动。如局限性运动性癫痫常表现为口角、眼睑、手或足等的反复抽搐；若抽搐自一处开始并按大脑皮质运动区的排列形式逐渐扩展，即自一侧拇指开始，渐延及腕、臂、肩部，则为Jackson癫痫。而手足搐搦症则呈间歇性四肢（以上肢手部最显著）强直性肌痉挛，典型者呈“助产士”手。

（3）高热惊厥：主要为6个月到4岁小儿在高热时发生。高热惊厥发作为时短暂，发病后神志恢复快，多发生在发热早期，在一次患病发热中，常只发作一次，可以排除脑内疾病及其他严重疾病，且热退后1周做脑电图正常。

10. 抽搐的伴随症状有什么？

答：（1）伴发热，多见于小儿的急性感染，也可见于胃肠功能紊乱、生牙、重度失水等。但须注意，抽搐也可引起发热。

（2）伴血压升高，可见于高血压病、肾炎、子痫、铅中毒等。

（3）伴脑膜刺激征，可见于脑膜炎、脑膜脑炎、假性脑膜炎、蛛网膜下腔出血等。

（4）伴瞳孔扩大与舌咬伤，可见于癫痫大发作，而不见于癔症性抽搐。

（5）发作前剧烈头痛，可见于高血压、急性感染、蛛网膜下腔出血、颅内占位性病变等。

（6）伴意识丧失，见于癫痫大发作、重症颅脑疾病等。

11. 常见抽搐的特征性表现有什么？

答：（1）癫痫大发作常伴有意识丧失和大、小便失禁。

（2）破伤风有角弓反张、牙关紧闭、苦笑面容和肌肉剧烈疼痛。

（3）感染性疾病常伴全身感染中毒症状。

（4）脑肿瘤常伴有颅内高压及局部脑功能障碍症状。

12. 可从哪几个方面对抽搐进行鉴别诊断？

答：（1）抽搐的类型。

（2）抽搐伴随的症状。

（3）既往史：既往史对诊断有重要的参考价值。如反复发作常提示癫痫，而外伤、感染以及内脏器官的疾病情况有助于发现抽搐的原发病。

13. 抽搐的问诊要点有什么？

答：（1）有无与抽搐和惊厥相关的疾病病史或精神刺激、高热等诱发因素。

（2）抽搐与惊厥发作频率、时间和间隔的时间，抽搐是全身还是局部，性质是持续强直性还是间歇阵挛性，发作时的意识状态、有无大小便失禁、舌咬伤、有无跌伤、肌痛等发作意外。

（3）血压升高、脑膜刺激征、剧烈头痛等提示危重急症的伴随症状和体征。应询问有无脑部疾病、全身性疾病、癔症、毒物接触、外伤等病史及相关症状。

（4）对患儿应询问分娩史、生长发育异常史。

14. 对抽搐应如何预防？

答：应针对病因积极治疗原发病来预防。例如癫痫患者需按医嘱服药，如果突然停药，即使是1～2天，都会导致癫痫抽搐的发作。又如小儿发生高热时易抽搐，及时退热可预防抽搐；破伤风感染可引起抽搐，所以要注射破伤风疫苗预防破伤风感染；狂犬病会引起抽搐，预防狗咬伤很重要，万一被狗咬伤，要立即到医院诊治；对患狂犬病的家畜应立即将其杀死；缺钙会引起抽搐，所以对婴幼儿要补足钙（多吃含钙食物，必要时服葡萄糖酸钙和钙片等），同时要多晒太阳，服用鱼肝油等。预防腓肠肌抽搐，要在剧烈运动前或游泳前做足准备运动和热身运动。为防止晚上睡觉时腿部抽搐，白天勿过度疲劳，晚上勿使腿部受凉。

15. 抽搐的治疗原则是什么？

答：急诊对症处理、镇静止痉、防止外伤、积极确诊并治疗病因。

16. 对于全身性突然抽搐应如何救护？

答：一般处理原则是：

（1）平卧，头偏向一侧，并略向后仰，颈部稍抬高，开放气道，将患者的领带、皮带、腰带等松解，注意须防止跌伤，防止患者在剧烈抽搐时与周围硬物碰撞致伤，但绝不可用强力把抽搐的肢体压住，以免引起骨折。

（2）迅速清除口、鼻、咽喉分泌物与呕吐物，以保证呼吸道通畅与防止舌根后倒，为防止牙齿咬伤舌，应以纱布或布条包绕的压舌板或筷子放于上下牙齿之间。并以手指掐压人中穴位及合谷穴位，以上要求必须在几秒钟内迅速完成。

（3）针刺疗法，发作时可针刺人中穴、涌泉穴。

（4）药物镇静解痉：静脉注射地西泮，或肌内注射苯巴比妥钠，或以10％水合氯醛加生理盐水保留灌肠，或以

5%副醛肌内注射。如以上药无效时可选用异戊巴比妥钠。必须针对病因治疗，对感染性惊厥者应给予抗生素治疗。

（5）伴有高热者应配合降温处理。

（6）给氧吸入。

17. 对于腓肠肌抽搐应如何处理?

答：（1）急剧运动时腓肠肌突然觉得疼痛、抽搐时，要马上捉紧拇趾，慢慢地伸直腿部，待疼痛消失后进行按摩。

（2）游泳时抽搐的处理：①手指、手掌抽搐：将手握成拳头，然后用力张开，再迅速握拳，如此反复进行，并用力向手背侧摆动手掌。②上臂抽搐：将手握成拳头并尽量屈肘，然后再用力伸开，如此反复进行。③小腿或脚趾抽搐：用抽搐小腿对侧的手握住抽搐腿的脚趾，用力向上拉，同时用同侧的手掌压在抽搐小腿的膝盖上，帮助小腿伸直。④大腿抽搐：弯曲抽搐的大腿，与身体成直角，并弯曲膝关节，然后用两手抱着小腿，用力使小腿贴在大腿上，并做震荡动作，随即将小腿向前伸直，如此反复进行。

（3）如果半夜出现腓肠肌抽搐时，可以利用墙壁压脚趾，将腿部用力伸直，直到疼痛、抽搐缓解，然后进行按摩。

18. 对抽搐患者的护理要点是什么?

答：（1）抽搐发作时应有专人守护，解开衣扣，用包好的压舌板或类似物品放入口内，以防舌咬伤。

（2）保持呼吸道通畅，将患者头偏向一侧，如有呕吐物及时清理，抽搐时禁饮食。

（3）抽搐时减少对患者的任何刺激，一切动作要轻，保持安静，避免强光刺激。

（4）观察抽搐发作的持续时间、间隔时间，注意神志及瞳孔的变化，并及时与医师联系。

（5）抽搐后应让患者安静休息，保持室内光线偏暗、安静，伴高热、昏迷者，按其常规护理。

19. 抽搐对个体有何影响？

答：（1）惊厥可致跌伤、舌咬伤、大小便失禁和肌肉酸痛。

（2）短期频繁发作可致高热。

（3）伴意识障碍者可因呼吸道分泌物、呕吐物吸入或舌后坠堵塞呼吸道引起窒息。

（4）严重惊厥由于骨骼肌强烈收缩，机体耗氧量增加，引起缺氧。

（5）惊厥发作后患者可因发作失态而感到困窘。

20. 常见的局限性抽搐——手足搐搦症的特点是什么？

答：手部最典型——“助产士”手：手指伸直并齐，掌指关节屈曲，大拇指对掌内收，腕部屈曲。

21. 抽搐的危急指征和导致抽搐的致命性疾病有哪些？

答：抽搐的危急指征有意识丧失、呼吸暂停、呼吸不规则、大小便失控，抽搐呈持续状态。致命性疾病有癫痫大发作、癫痫持续状态、小儿高热惊厥、破伤风、中毒等。

22. 何为癫痫持续状态？

答：是癫痫连续发作之间意识未完全恢复又频繁再发，或发作持续 30min 以上不自行停止。常指全面性强直-阵挛发作，持续状态长时间（＞30min），癫痫发作若不及时治疗，可因高热、循环衰竭或神经元兴奋毒性损伤导致不可逆的脑损伤，致残率和病死率很高。

23. 癫痫大发作的特点是什么？

答：①突发意识丧失。②眼球向上，瞳孔散大，对光反应消失。③先全身强直，继而发生阵挛性抽搐。④呼吸肌强直收缩，可出现呼吸暂停。⑤可有大、小便失控。

24. 癫痫持续状态的病因是什么？

答：癫痫持续状态多发生于癫痫患者，最常见原因是不适当地停用抗癫痫药物，或急性脑病、脑卒中、脑炎、外伤肿瘤和药物中毒等所致，不规范抗癫痫药物治疗、感染、精神因素、过度疲劳、孕产和饮酒等也可诱发。

25. 癫痫持续状态分为几类？

答：癫痫持续状态分为全面性发作持续状态和部分性发作持续状态两种类型，其中以全面性强直-阵挛发作持续状态和单纯部分性运动发作持续状态最多见。

26. 癫痫全面性发作持续状态的临床表现有哪些？

答：（1）全面性强直-阵挛发作持续状态：是临床常见的危险癫痫状态。其发作以意识障碍、抽搐为特征。一般分为先兆、抽搐、抽搐后状态。

（2）强直性发作持续状态：多见于 Lennox-Gastaut 综合征患儿，表现为不同程度的意识障碍。

（3）阵挛性发作持续状态：表现为阵挛性发作持续时间较长伴意识模糊甚至昏迷。

（4）肌阵挛发作持续状态：肌阵挛多为局灶或多灶性，表现为节律性反复肌阵挛发作，肌肉呈跳动样抽动，连续数小时或数天多无意识障碍。

27. 癫痫部分性发作持续状态的临床表现有哪些？

答：（1）单纯部分性运动发作持续状态：表现为身体某部分如颜面或口角抽动，个别手指或单侧肢体持续不停抽动达数小时或数天，无意识障碍发作。

（2）边缘叶性癫痫持续状态：又称精神运动性癫痫状态，常表现为意识障碍（模糊）和精神症状，如活动减少、反应迟钝、呆滞、注意力丧失、定向力差以及紧张、焦虑不安、恐惧、急躁、冲动行为、幻觉、妄想和神游等，持续数天至数月，事后全无记忆。

（3）偏侧抽搐状态伴偏侧轻瘫：多发生于幼儿，表现为一侧抽搐，患者通常意识清醒，伴发作后常有一过性或永久性同侧肢体瘫痪。

（4）自动症持续状态：少数患者表现自动症，轻度嗜睡至木僵、昏迷和大小便失禁，如不及时治疗常发生全身性发作，可持续数小时至数天，甚至半年。患者对发作不能回忆，发作后近期或远期记忆受损。

28. 癫痫持续状态的并发症有什么？

答：（1）痫性发作肌肉剧烈运动可引起乳酸中毒、血pH显著下降等代谢紊乱，患者呼吸停止导致严重缺氧，全身肌肉剧烈运动时大量耗氧，造成脑、心及全身重要脏器缺氧性损害，脑缺氧可引起脑水肿甚至脑疝。

（2）肺血管压明显增高，可发生严重肺水肿引起猝死，血儿茶酚胺水平急骤升高可继发心律失常，也是重要的死因。

（3）体内乳酸堆积可引起肌球蛋白尿，血清肌酶明显增高可引起肾病。

29. 对癫痫持续状态应如何进行急诊处理？

答：（1）明确癫痫持续状态诊断，确定发作类型。

（2）监测呼吸、脉搏和血压，保证生命体征平稳。

（3）保持呼吸道通畅，使患者头偏向一侧，及时清理口腔分泌物和吸痰；对牙关紧闭者应放置牙垫防止舌咬伤；放置床边护栏防止坠床；对发绀患者用鼻导管或面罩吸氧，必要时行气管切开及辅助人工呼吸。

（4）首选地西泮，成人首次剂量为20mg，以2～3mg/min速度静脉推注，需同时给予其他抗痫药；须注意抗痫药可抑制呼吸，静脉注射过快可发生呼吸骤停。

（5）对症治疗：如吸痰、用脱水药减轻脑水肿、抗生素预防和治疗肺感染等。

（6）如患者发作终止，可酌情行腰椎穿刺、胸部X线及头颅MRI检查，有条件患者进入神经重症监护室

(NCU)或重症加强治疗病房(ICU)病房监护治疗，防治呼吸系统并发症。

30. 应如何预防癫痫持续状态的发生?

答：一是着眼于病因，预防癫痫的发生；二是控制发作；三是减少癫痫对患者躯体、心理和社会的不良影响。

(刘依琳)

五、意识障碍

1. 什么是意识障碍?

答：意识障碍是指人对周围环境和自身状态的识别和觉察能力出现障碍。多由于高级神经功能活动(意识、感觉和运动)受损所引起。

2. 意识障碍的发病原因有什么?

答：意识障碍的病因可归纳为颅内和颅外(感染性与非感染性)两大类，有弥漫性和局限性两种类型，并有急、慢性之分。

3. 引起意识障碍颅内的原因有哪些?

答：(1) 颅内感染性疾病：①脑膜脑炎：病毒性脑膜炎、流行性脑脊髓膜炎、结核性脑膜炎、化脓性脑膜炎。②脑炎：流行性乙型脑炎、病毒性脑炎。③颅内静脉窦感染。

(2) 颅内非感染性疾病：①脑血管疾病：脑出血、蛛网膜下腔出血、脑梗死、暂时性脑缺血发作、脑栓塞、高血压脑病。②脑占位性疾病：原发性或转移性颅内肿瘤、脑脓肿、脑肉芽肿、脑寄生虫囊肿。③颅脑损伤：脑震荡、脑挫裂伤、颅内血肿。④癫痫。⑤脑变性及脱髓鞘性病变。

4. 引起意识障碍颅外的原因有哪些?

答：(1) 颅外感染性疾病：各类炎症、中毒性痢疾、败血症、伤寒、斑疹伤寒。

（2）颅外非感染性疾病：①内分泌与代谢性疾病：如肝性脑病、肾性脑病、肺性脑病、糖尿病高渗昏迷、尿毒症、妊娠中毒症、黏液水肿性昏迷、垂体危象、甲状腺危象、肾上腺皮质功能减退性昏迷、乳酸酸中毒等。②外源性中毒：包括工业毒物、药物、农药、植物或动物类、一氧化碳、酒精、吗啡中毒等。③缺乏正常代谢物质：缺氧、缺血、低血糖、水和电解质平衡紊乱。④物理性损害：日射病、热射病、电击伤、溺水等。

5. 意识障碍的临床表现有哪些？

答：（1）醒觉障碍：嗜睡、意识模糊、昏睡、昏迷。

（2）意识内容障碍：精神错乱、谵妄状态。

6. 评估意识障碍程度的方法是什么？

答：（1）按其深浅程度或特殊表现分为：①嗜睡：为程度最浅的一种意识障碍。②昏睡（混浊）：为较嗜睡更深的意识障碍。③昏迷：是最严重的意识障碍。④去大脑皮质状态：为一种特殊类型的意识障碍，有“瞪目昏迷”、“醒状昏迷”之称。⑤谵妄：为一种特殊类型的意识障碍。在意识模糊的同时，伴有明显的精神运动兴奋。

（2）Glasgow 昏迷量表评估法：为主要依据对睁眼、言语刺激的回答及命令动作的情况对意识障碍的程度进行评估的方法。总分 15 分，最低 3 分。按得分多少，评定其意识障碍程度。13～14 分为轻度障碍，9～12 分为中度障碍，3～8 分为重度障碍（多呈昏迷状态）。

7. Glasgow 评分与意识障碍有何相关性？

答：（1）正常 15 分，9～15 分为嗜睡或清醒状态，<8分为蒙眬或浅昏迷，<3 分为深度昏迷。

（2）Glasgow 评分与意识障碍预后有密切相关性，评分越低，预后越差：>8 分预后较好；<8 分预后较差；<5 分死亡率较高。

8. Glasgow 评分的注意事项有什么？

答：（1）对不能言语的患者插管时嘱其睁眼、闭眼。

（2）如患者有失语需注明。

（3）患者有四肢瘫时，评估运动反应时可让患者伸舌。

（4）对偏瘫患者评估运动反应应选择健侧肢体。

（5）采用疼痛刺激方法时压眶上神经或捏耳。

9. 意识障碍的伴随症状及临床意义有哪些？

答：（1）伴发热：先发热后意识障碍者可见于重症感染性疾病；先意识障碍后发热见于脑出血、蛛网膜下腔出血、巴比妥类药物中毒等。

（2）伴呼吸缓慢：是呼吸中枢受抑制的表现，可见于吗啡、巴比妥类、有机磷杀虫药等中毒，及银环蛇咬伤等。

（3）伴瞳孔散大：可见于颠茄类、酒精、氰化物等中毒以及癫痫、低血糖状态等。

（4）伴瞳孔缩小：可见于吗啡类、巴比妥类、有机磷杀虫药等中毒。

（5）伴心动过缓：可见于颅内高压症、房室传导阻滞以及吗啡类、毒草等中毒。

（6）伴高血压：可见于高血压脑病、脑血管意外等。

（7）伴低血压：可见于各种原因的休克。

（8）伴皮肤、黏膜改变：瘀点、紫癜和瘀斑等可见于严重感染和出血性疾病，口唇呈樱桃红色提示一氧化碳中毒。

（9）伴脑膜刺激征：可见于脑膜炎、蛛网膜下腔出血等。

（10）伴偏瘫：可见于脑出血、脑梗死或颅内占位性病变等。

10. 意识障碍应与哪些症状进行鉴别诊断？

答：精神抑制状态、木僵、闭锁综合征、完全性混合性失语、晕厥、癔症发作和发作性睡病。

11. 意识障碍的起病形式如何？

答：（1）急性起病者：脑卒中、心肌梗死、药物中毒、颅脑外伤。

（2）亚急性起病者：脑炎、脑膜炎、肝性脑病、尿毒症。

（3）逐渐发病者：颅内占位性病变、慢性硬膜下血肿。

（4）阵发性者：肝性脑病、间脑部位肿瘤。

（5）一过性昏迷：脑供血不足、蛛网膜下腔出血、阿-斯综合征。

12. 意识障碍的首发症状如何？

答：（1）剧烈头痛起病：蛛网膜下腔出血、脑出血、颅内感染、颅内压增高。

（2）高热、抽搐起病：脑炎、脑膜炎、各系统的严重感染、癫痫。

（3）早期有精神症状：脑炎、额叶肿瘤、中毒性脑病。

（4）眩晕起病：后颅出血、梗死、第四脑室肿瘤。

13. 意识障碍如何分级？

答：（1）轻度意识障碍：包括意识模糊、嗜睡状态和蒙眬状态。这组意识障碍往往起病较急，持续时间较短，思维内容变化不大，情感色彩较浓。如果及时处理，可望在较短时间内恢复。

（2）中度意识障碍：包括混浊状态或精神错乱状态、谵妄状态。这组意识障碍较重，持续时间较长，思维内容有明显变化。病情转归可移行为轻度意识障碍，也可加重陷入昏迷状态。

（3）重度意识障碍：包括昏睡状态或浅昏迷状态、昏迷状态、深昏迷状态和木僵状态，都是严重的意识障碍，往往由于病情过重或时间过久未得到适当的处理所致。积极抢救以争取改善预后十分重要。

14. 意识障碍的治疗原则是什么？

答：①保持气道通畅。②维持循环血量。③给予脱水疗法。④保持电解质、酸碱平衡和渗透压平衡。⑤控制抽搐及兴奋状态。⑥治疗感染和控制高热。⑦预防继发性感染。⑧促进脑细胞代谢。⑨加强营养。⑩对原发疾病的治疗。

15. 意识障碍的观察要点是什么？

答：（1）生命体征的观察：体温、脉搏、呼吸、血压、血氧饱和度、意识、瞳孔、液体出入量。

（2）用药的观察。

（3）并发症的观察。

16. 意识障碍的护理要点是什么？

答：（1）专科护理：①体位及肢体护理。②引流管的护理。③保护性约束。④低温疗法。

（2）基础护理：①皮肤护理。②口腔护理。③泌尿系统护理。④眼睛护理。⑤大小便护理。

（3）功能锻炼：①瘫痪肢体活动和按摩。②将患肢置于功能位。③被动加主动运动。④语言刺激与训练。⑤独立运动训练。

17. 意识障碍的心理护理和宣教包括什么？

答：（1）消除紧张焦虑、树立信心。

（2）心态平和、情绪稳定。

（3）按时服药。

（4）生活规律。

18. 意识障碍的危急指征包括哪些?

答：(1) 一般情况差：①年龄大于 70 岁以上。②有慢性病病史。③出血量较大。

(2) 生命体征异常：①体温在 38℃以上。②脉搏在 100 次/分以上。③呼吸在 30 次/分以上。④高血压病史长，血压在 200/120mmHg 以上。

(3) 神经体征重：①昏迷深，时间长者；Glasgow 评分>8 分预后较好，<8 分预后较差，<5 分死亡率高。②病情进展快，颅内高压症状出现早，有视盘水肿。③有血肿形成，中线结构移位明显者。④两侧瞳孔不等大，瞳孔对光反应消失，角膜反射消失，有眼球分离斜视或眼球浮动者，或去皮质强直，去大脑强直者。⑤偏瘫完全或四肢全瘫，肌张力低下者。

19. 请描述昏迷的定义。

答：昏迷为意识障碍的严重阶段，表现为意识持续的中断或完全丧失，患者对内、外环境不能够认识，由于脑功能受到高度抑制而产生意识丧失和随意运动消失，并对刺激反应异常或反射活动异常的一种病理状态。

20. 导致昏迷的原因有哪些?

答：(1) 脑功能失调：①缺氧、低血糖或代谢等共同因素作用引起的神经损伤。②内源性中枢神经毒物。③外源性中枢神经毒物。④内分泌障碍。⑤中枢神经系统离子环境异常。⑥环境异常与体温调节障碍。

(2) 脑局灶性病变：①出血及压迫。②梗死。③肿瘤。④脑脓肿。

21. 请阐述昏迷的分度。

答：按刺激反应及反射活动等可分为：

(1) 浅昏迷：随意活动消失，对疼痛刺激有反应，各种生理反射（吞咽反射、咳嗽反射、角膜反射、瞳孔对光反应等）存在，体温、脉搏、呼吸多无明显改变，可伴谵安或躁动。

（2）中度昏迷：对强烈疼痛刺激的防御反应、角膜反射与瞳孔对光反应等均减弱，大、小便失禁或潴留，呼吸、脉搏、血压也有改变。

（3）深昏迷：随意活动完全消失，对各种刺激皆无反应，各种生理反射消失，可有呼吸不规则、血压下降、大小便失禁、全身肌肉松弛、去大脑强直等。

（4）极度昏迷：又称脑死亡。患者处于濒死状态，无自主呼吸，各种反射消失，脑电图呈病理性电静息，脑功能丧失持续在24h以上，排除了药物因素的影响。

（5）特殊类型昏迷：包括去大脑皮质状态、无活动性缄默症、持续植物状态或睁眼昏迷。

22. 可导致意识障碍的致命性疾病有哪些？

答：脑出血、缺血性脑卒中、糖尿病酮症酸中毒、高渗性状态、低血糖症、中毒性昏迷、心源性晕厥（阿-斯综合征）。

23. 请描述脑出血的定义。

答：是指由脑部动脉、静脉或毛细血管破裂引起的脑实质内和脑室内出血，其中动脉破裂出血最为常见。

24. 脑出血的临床表现包括哪些？

答：（1）有程度不同的意识障碍，早期血压多显著升高，重症者脉洪缓慢，呼吸深缓，常伴中枢性高热，病情恶化时出现中枢性呼吸、循环衰竭。瞳孔形状不规则，双侧缩小或散大，双侧大小不等，对光反应迟钝或消失。脑膜刺激征阳性。眼底可见视网膜动脉硬化和视网膜出血，偶有视盘水肿。可有上消化道出血、心律失常、肺水肿等。

（2）局限性定位体征：①壳核型出血：主要有三偏征（偏瘫、偏盲、偏身感觉障碍），双眼同向凝视，左侧半球可有失语。②丘脑型出血：可有偏瘫、偏身感觉障碍、双眼垂直性注视麻痹和会聚不能，瞳孔缩小。③脑叶型意识障碍轻，抽搐发作和脑膜刺激征多较明显，局灶体征因受损脑叶不同而异。④脑桥型出血：昏迷深，瞳孔小，高热，呈去大脑性强直或四肢瘫（重型者），轻型者有交叉性麻痹和感觉障碍、眼球运动障碍（眼外肌麻痹、同向凝视麻痹、核间性眼肌麻痹）。⑤小脑型出血：眩晕、眼球震颤、共济失调（轻型），重型者表现为昏迷、四肢松软等。⑥脑室型出血：针尖样瞳孔、昏迷深、高热和去大脑性强直。

25. 脑出血的诊断要点包括哪些?

答：(1) 患者年龄多在 50 岁以上，既往有高血压动脉硬化史。

(2) 多在情绪激动或体力劳动中发病，起病突然。

(3) 发病后出现头痛、恶心、呕吐、意识障碍或出现抽搐、尿失禁。

(4) 可有明显的定位体征，如偏瘫、脑膜刺激征。

(5) 发病后血压明显升高。

(6) CT 扫描及 MRI 可见出血灶，脑脊液可呈血性。

26. 脑出血的治疗原则是什么?

答：(1) 维持生命指征。

(2) 止血和防止再出血。

(3) 减轻和控制脑水肿

(4) 预防和治疗各种并发症。

(5) 手术治疗。

27. 脑出血的常见并发症包括哪些?

答：包括消化道出血、肺部感染、泌尿道感染、褥疮、肾衰竭。

28. 请描述缺血性脑卒中的定义。

答：缺血性卒中又称脑梗死，是由于脑血液供应障碍引起缺血、缺氧所致局限性脑组织坏死或软化。

29. 缺血性卒中包括哪些疾病?

答：包括脑血栓形成、腔隙性梗死、脑栓塞。

30. 请描述脑血栓的定义。

答：脑血栓形成是指由于脑动脉粥样硬化导致的血管腔狭窄、闭塞，或在狭窄的基础上形成血栓，造成局部脑组织急性血液供应中断，致缺血、缺氧性坏死，出现局灶性神经系统症状和体征。

31. 脑血栓的临床特点包括哪些?

答：（1）脑血栓的前兆表现为：①突然发生眩晕。②突然发生剧烈头痛。③步态异常。④哈欠不断。⑤高血压患者出现鼻出血。⑥血压异常。

（2）发病年龄中以老年人多见，发病前多有脑梗死的危险因素。

（3）起病方式多在安静状态或睡眠中，急性发病，逐渐加重，常于发病十余小时后或1～2日达高峰。

32. 脑血栓的临床表现有哪些?

答：①主要临床表现为病灶对侧出现偏瘫。②偏身感觉障碍，包括面部痛觉减退。③同向偏盲。④双眼向病灶侧凝视。

33. 脑血栓的治疗原则是什么?

答：急性期的治疗原则是改善脑循环、防治脑水肿、治疗合并症、防止发生并发症。

34. 请描述腔隙性脑梗死的定义。

答：腔隙性脑梗死是长期高血压引起脑深部白质及脑干穿通动脉病变和闭塞，导致缺血性微梗死，缺血、坏死和液化脑组织由吞噬细胞移走而形成腔隙。梗死灶较小，直径一般不超过1.5cm。这种梗死多发生在脑的深部，尤其是基底节区、丘脑和脑桥。

35. 腔隙性脑梗死的临床特点有哪些？

答：临床主要有四种经典的腔隙综合征：

（1）纯运动性轻偏瘫：有7种少见变异型：①合并运动性失语。②不伴面瘫。③合并水平凝视麻痹。④合并动眼神经交叉瘫。⑤合并展神经交叉瘫。⑥伴精神错乱急性发作，并有注意力、记忆力障碍。⑦闭锁综合征

（2）纯感觉性卒中。

（3）共济失调性轻偏瘫。

（4）构音障碍-手笨拙综合征。

（5）其他体征如感觉运用性卒中。

36. 腔隙性脑梗死的治疗原则是什么？

答：（1）有效控制高血压和各种类型脑动脉硬化。

（2）行抗凝治疗。

（3）应用扩血管药物促进神经功能恢复。

（4）应用钙离子拮抗药减少血管痉挛，改善脑血液循环，降低腔隙性梗死复发率。

（5）给予活血化瘀类中药恢复神经功能。

（6）控制吸烟、糖尿病和高脂血症等可干预危险因素。

37. 请描述脑栓塞的定义。

答：脑栓塞指血液循环中的固体、液体或气体等各种栓子随血流进入颅内动脉，使管腔急性闭塞，造成供血区脑组织缺血、缺氧性坏死而出现的急性脑功能障碍。

38. 脑栓塞的临床特点包括哪些？

答：（1）起病急骤，在数秒钟内症状达高峰，是所有脑血管病中发病最快者，少数呈阶梯式进行性恶化。

（2）部分患者起病时可伴有一过性意识障碍、头痛、抽搐，较大动脉闭塞后数日内发生的继发性脑水肿可使症状恶化并导致意识障碍，严重脑水肿还可引起致命性的颅内结构移位（脑疝）的危险。

（3）神经系统症状和体征发生突然。

（4）大脑中动脉及其深穿支：最易受累，出现对侧偏瘫（程度严重）、偏侧麻木（感觉丧失）、同向偏盲，主侧半球（通常为左侧）受累时可表现失语，非优势半球受累时则发生失用症。

（5）颈内动脉：可引起同侧眼失明。

（6）大脑前动脉：一侧栓塞可引起对侧偏瘫（下肢重、上肢轻）、强握反射及尿失禁。双侧受累时可引起情感淡漠、意识模糊，偶可出现缄默状态及痉挛性截瘫。

（7）大脑后动脉：可有同侧偏盲、对侧偏身感觉丧失、自发的丘脑性疼痛或突然发生不自主的偏身抽搐症；优势半球受累时可见失读症。

（8）椎-基底动脉：眩晕、复视、眼球运动麻痹、共济失调、交叉瘫、瞳孔异常、四肢瘫痪、进食吞咽困难、意识障碍甚至死亡。

39. 脑栓塞的治疗原则有哪些？

答：（1）对脑栓塞的治疗：①改善脑血液循环。②减轻脑水肿。③减小梗死范围。

（2）对原发病的治疗：根除栓子来源。

40. 请描述糖尿病酮症酸中毒的定义。

答：糖尿病酮症酸中毒是糖尿病的严重并发症，由于体内胰岛素缺乏或存在胰岛素抵抗，升血糖激素增加，引起糖和脂肪代谢紊乱。

41. 糖尿病酮症酸中毒的临床特点是什么？

答：（1）酸中毒。

（2）严重脱水。

（3）电解质平衡紊乱：高酮血症、酮尿症、高血糖。

（4）携带氧系统失常。

（5）周围循环衰竭和肾功能障碍。

（6）中枢神经功能障碍。

42. 糖尿病酮症酸中毒的临床表现有哪些？

答：（1）神志状态改变：早期感头晕、头痛、精神委靡，逐渐出现嗜睡、烦躁、迟钝、腱反射消失，直至昏迷。

（2）糖尿病症状加重：烦渴、尿量增多、疲倦乏力等，但无明显多食。

（3）消化系统症状：食欲不振、恶心、呕吐，饮水后也可出现呕吐。

（4）呼吸系统症状：酸中毒时呼吸深而快，呼吸中可有烂苹果味。

（5）腹痛：广泛剧烈腹痛，腹肌紧张，偶有反跳痛，常被误诊为急腹症。

43. 糖尿病酮症酸中毒的诊断要点包括哪些？

答：糖尿病酮症酸中毒的诊断需要有高血糖症、高血酮症和代谢性酸中毒的表现。若患者血或尿的葡萄糖、酮体都呈强阳性，可确诊。

44. 糖尿病酮症酸中毒的治疗原则是什么？

答：（1）提高循环血容量和组织灌注：快速扩容补液。

（2）控制血糖和血浆渗透压至正常水平：应用胰岛素。

（3）以平稳速度清除血清和尿中酮体。

（4）纠正水、电解质紊乱，纠正酸中毒。

（5）对诱因和并发症的防治：糖尿病酮症酸中毒死亡的主要原因是循环衰竭、低钾血症和感染，要对其进行治疗。

45. 请描述高渗性高血糖状态的定义。

答：高渗性高血糖又称糖尿病高血糖危象。“糖尿病高渗性非酮症性昏迷”已经用“高渗性高血糖状态”一词代替。因为：①患者在高渗状态下可以存在意识障碍，但不一定表现为昏迷。②高渗性高血糖状态可以伴有不同程度的血酮升高。本症为糖尿病最为严重的急性代谢并发症之一。

46. 高渗性高血糖状态的临床分期如何？

答：（1）前驱期：起病隐匿，在出现神经系统症状和进入昏迷前多有前驱症状。

（2）典型期：此期主要表现为严重的脱水和神经系统症状和体征。

47. 高渗性高血糖状态的诊断要点是什么？

答：（1）血糖＞33mmol/L。

（2）血钠＞155mmol/L。

（3）血浆渗透压＞350mmol/L。

（4）尿糖强阳性，尿比重高，酮体弱阳性。

（5）血肌酐和尿素氮增高。

48. 高渗性高血糖状态的治疗原则包括哪些？

答：（1）降血糖。

（2）合理安排补液，积极纠正高渗状态。

（3）给予小剂量胰岛素治疗，可以降低血糖，消除酮体。

（4）补充电解质，纠正酸中毒。

（5）防治诱因，处理并发症。

49. 请描述低血糖症的定义。

答：低血糖症指血浆葡萄糖浓度降低至＜2.8mmol/L，中枢神经系统因葡萄糖缺乏所致的临床综合征。

50. 请描述低血糖昏迷的定义。

答：低血糖时首先出现自主神经兴奋的症状，持续严重的低血糖将导致昏迷，称为低血糖昏迷。可造成永久性脑损伤，甚至死亡。

51. 低血糖症的病因是什么？

答：（1）空腹低血糖症：①胰岛功能亢进。②内分泌源性低血糖症。③肝源性低血糖症。④胰外恶性肿瘤性低血糖症。⑤肾源性低血糖症。⑥原因不明性低血糖症。⑦葡萄糖利用或丧失过多、摄入不足。

（2）餐后低血糖症：①滋养性低血糖症。②原因不明性功能性低血糖症。③2 型糖尿病早期。④遗传性果糖不耐受症。⑤半乳糖血症。⑥家族性亮氨酸过敏性低血糖症。

（3）外源性低血糖症：①药源性低血糖症：胰岛素及口服降糖药过量。②酒精性低血糖症。

（4）其他原因：①中枢神经系统疾病伴发低血糖症：如下丘脑脑干病变、脑发育不全、交通性脑积水等。②某些发热性疾病伴发低血糖症：恶性疟疾、流行性出血热、铜绿假单胞菌败血症。

52. 低血糖症如何分度？

答：（1）血糖＜2.8mmol/L 为轻度低血糖症。

（2）血糖＜2.2mmol/L 为中度低血糖症。

（3）血糖＜1.11mmol/L 为重度低血糖症。

53. 低血糖症的临床表现有什么？

答：（1）自主神经和交感神经兴奋过度症状：如饥饿感、乏力、出汗、面色苍白、皮肤湿冷、心动过速等。

（2）中枢神经系统症状：表现为大汗、头痛、头晕、视力模糊、瞳孔散大、精细动作障碍等。

54. 低血糖症的诊断要点是什么？

答：Whipple 三联征：低血糖症状、静脉补糖症状迅速缓解、发作时血糖＜2.8mmol/L。

55. 中毒性昏迷发生的机制是什么？

答：毒物进入体内是否引起昏迷取决于毒物与血浆蛋白的结合能力、毒物与组织的亲和力以及毒物通过血脑屏障的能力发生机制包括：①毒物直接作用。②缺氧。③酶系统和细胞膜或细胞器损害。④变态反应。

（刘依琳　徐国英）

六、呼吸困难

1. 呼吸系统包括什么?

答：呼吸系统包括鼻、咽、喉、气管、支气管和肺。肺由主支气管在肺内的各级分支和大量的肺泡以及血管、淋巴管、神经等组成。

2. 什么是上、下呼吸道?

答：从鼻至主支气管的各级分支为传送气体的通道，称为呼吸道。临床上通常把鼻、咽、喉称上呼吸道，把气管和支气管称为下呼吸道。

3. 呼吸系统有哪些主要功能?

答：呼吸系统的主要功能是进行气体交换，吸入氧，排出二氧化碳。即将空气中的氧输送到血液，并将组织代谢所产生的二氧化碳排出体外，以维持细胞的正常代谢及体液酸碱平衡的稳定。肺泡是进行气体交换的场所。

4. 呼吸过程是由几个连续的步骤完成的?

答：①通气：即空气与肺泡之间的气体进行交换。②换气：即肺泡与血液中的气体进行交换。③氧气及二氧化碳在血液中的运输。④细胞与血液中的气体进行交换。

5. 呼吸中枢位于何处?

答：呼吸中枢位于延脑和脑桥。

6. 何谓呼吸困难? 有何表现?

答：呼吸困难是指患者呼吸时主观上感觉空气不足、呼吸费力，客观上表现为呼吸活动用力，辅助呼吸肌参与呼吸活动，并有呼吸频率、节律和深度的异常。常表现为发绀、鼻翼扇动、肋间隙凹陷、呼吸浅而急促，严重者可以出现意识障碍、发绀甚至端坐呼吸。

7. 哪些肌肉属于辅助呼吸肌?

答：下颌、肩胛、鼻翼、胸骨上窝、锁骨上窝和肋间软组织。

8. 何谓呼吸频率异常?

答：正常的呼吸频率为每分钟16～20次。当每分钟大于24次时称呼吸频率过快，见于发热、甲状腺功能亢进、贫血和心、肺疾病等；当每分钟小于10次称呼吸缓慢，是呼吸中枢受抑制的表现，见于尿毒症、颅内压增高、肝性脑病及麻醉、安眠药中毒等。

9. 何谓发绀?

答：发绀又称为青紫，是缺氧的典型表现。当动脉血氧饱和度低于90%时，可在皮肤较薄、色素较少、血流量较大的部位，如口唇、耳垂、鼻尖、指甲观察到青紫色的改变。

10. 产生发绀的原因是什么?

答：产生发绀的原因大多是由于缺氧，红细胞中还原血红蛋白浓度增高所致。少数是由于血液中含有异常血红蛋白衍化物造成。

11. 发绀分为几类?

答：分为外周性发绀和中央性发绀。

12. 何谓外周性发绀?

答：由于周围循环血流障碍引起，即使动脉血氧分压尚正常，也可出现发绀，称外周性发绀。见于右心衰竭、缩窄性心包炎、休克或局部血流障碍。发绀出现于肢体的末梢部位或病变局部，该部位皮肤冰凉，加温后发绀减轻或消失。

13. 何谓中央性发绀?

答：由于心、肺疾患所致的动脉血氧饱和度降低引起的发绀，称中央性发绀。见于肺炎、急性肺水肿、慢性阻塞性肺气肿、气胸、发绀型先天性心脏病等。发绀为全身性且皮肤温暖。

14. 何谓三凹征？

答：三凹征是指吸气时胸骨上窝、锁骨上窝和肋间隙出现明显凹陷。

15. 哪些疾病能引起呼吸困难？

答：呼吸系统疾病、心血管疾病、血液和内分泌系统疾病、中枢和周围神经疾病、精神因素等。

16. 按病因可将呼吸困难分为几种类型？

答：根据原因可将呼吸困难分为五种类型：肺源性呼吸困难、心源性呼吸困难、中毒性呼吸困难、血源性呼吸困难、神经精神性和肌病性呼吸困难。

17. 何谓肺源性呼吸困难？

答：肺源性呼吸困难是由于呼吸系统疾病使肺通气和换气功能障碍，肺活量降低，导致缺氧和二氧化碳潴留所致。

18. 临床上将肺源性呼吸困难分为几种类型？

答：临床上分为三种类型：吸气性呼吸困难、呼气性呼吸困难、混合性呼吸困难。

19. 何谓吸气性呼吸困难？

答：吸气性呼吸困难是由于高位呼吸道炎症、异物、水肿及肿瘤等引起气管、支气管的狭窄或梗阻所致，临床表现为吸气费力。高度阻塞时呼吸肌极度紧张，胸腔内负压增高，并出现三凹征（胸骨上窝、锁骨上窝、肋间隙在吸气时明显凹陷），可伴有高调吸气性哮鸣音。常见于喉部、气管、大支气管的狭窄与阻塞，如急性喉炎、喉头水肿、喉痉挛及气管异物、咽后壁脓肿、喉癌等。

20. 何谓呼气性呼吸困难？

答：呼气性呼吸困难是由于肺泡弹性减弱（肺气肿）

及小支气管狭窄与痉挛（支气管哮喘），患者呼气费力，缓慢而延长，常伴有呼气期哮鸣音。常见于慢性支气管炎（喘息型）、支气管哮喘、慢性阻塞性肺气肿（chronic obstructive pulmonary disease，COPD）、弥漫性泛细支气管炎。

21. 何谓混合性呼吸困难?

答：混合性呼吸困难主要是由于肺呼吸面积减少导致换气功能障碍所致。患者表现为呼气与吸气均费力，呼吸频率加快，深度变浅，可伴有呼吸音异常或病理性呼吸音。如重症肺炎、肺水肿、广泛性肺纤维化、大面积肺不张、肺梗死、胸腔积液、气胸、成人呼吸窘迫综合征等。

22. 何谓心源性呼吸困难?

答：主要由于左心和/或右心功能不全引起的呼吸困难，尤其是左心衰竭时呼吸困难更为严重。

23. 临床上将心源性呼吸困难分为几种类型?

答：按发作部位可分为左心衰竭、右心衰竭和全心衰竭。

24. 左心衰竭发生呼吸困难的主要原因及机制是什么?

答：左心衰竭发生呼吸困难的主要原因是肺淤血和肺泡弹性降低，其机制为：①肺淤血使气体弥散功能降低。②肺泡张力增加，刺激牵张感受器，通过神经反射刺激呼吸中枢。③肺循环压力增高，对呼吸中枢产生反射性刺激。

25. 左心衰竭的临床表现有哪些?

答：左心衰竭常可出现夜间阵发性呼吸困难，表现为患者在夜间睡眠中突感胸闷、气急、被迫坐起、惊恐不安。轻者数分钟至十几分钟缓解，重者可见端坐呼吸、面色发绀、哮鸣音、咳粉红色泡沫样痰，两肺底有较多湿啰音，心律快，有奔马律。此种呼吸困难称为“心源性哮喘”。是左心衰竭的典型表现。

26. 发生夜间阵发性呼吸困难的机制是什么?

答：夜间阵发性呼吸困难一般认为原因是睡眠时迷走神经兴奋性增高，使冠状动脉收缩，心肌供血不足，以及仰卧时肺活量减少和下半身静脉回流量增多，导致肺淤血加重。

27. 何谓端坐呼吸?

答：因呼吸困难而被迫采取坐位，称为端坐呼吸。常见于左心室衰竭、自发性气胸及支气管哮喘。

28. 右心衰竭发生呼吸困难的主要原因及机制是什么?

答：右心衰竭发生呼吸困难的主要原因是体循环淤血。其机制为：①右心房静脉压升高刺激压力感受器，反射性刺激呼吸中枢。②淤血性肝大、胸腔积液或腹水使呼吸运动受限。③血氧含量减少，酸性代谢产物增多，刺激呼吸中枢，常见于慢性肺心病。

29. 右心衰竭的临床表现有哪些?

答：右心衰竭表现为常取半坐位以缓解呼吸困难。临床上常见于肺源性心脏病、各种原因所致的急性或慢性心包积液。

30. 心源性呼吸困难的特点有哪些?

答：心源性呼吸困难的特点为劳动时加重，休息时减轻；平卧时加重，坐位时减轻。因坐位时下半身静脉血与水肿液回流减少，从而减轻肺淤血的程度，并有利于膈肌的活动和增加肺活量，故常迫使患者采取端坐呼吸。

31. 何谓中毒性呼吸困难?

答：各种原因所致的酸中毒均可使血中二氧化碳升高、pH 降低，刺激外周化学感受器或直接兴奋呼吸中枢，增加呼吸通气量，表现为深而大的呼吸困难；如呼吸抑制药、吗啡、巴比妥类等中毒时也可抑制呼吸中枢，使呼吸浅而慢。化学毒物中毒可导致机体缺氧引起呼吸困难，常见于一氧化碳中毒、亚硝酸盐和苯胺类、氰化物中毒。

32. 何谓血源性呼吸困难？

答：多由于红细胞携氧能力下降，血氧含量不足而致气促、心率快，尤以活动后为剧。临床上常见于重度贫血、高铁血红蛋白症、硫化血红蛋白症。另外还有大出血或休克时因缺血及血压下降，刺激呼吸中枢而引起呼吸困难。

33. 何谓神经、精神性与肌病性呼吸困难？

答：此类呼吸困难主要由于呼吸中枢受增高的颅内压和供血减少的刺激，使呼吸变慢而深，常伴有呼吸节律改变，如双吸气、呼吸遏制等。临床上常见于重症脑部疾病如脑炎、脑血管意外、脑肿瘤、脑外伤等；重症肌无力危象可引起呼吸肌麻痹，导致严重的呼吸困难；精神性呼吸困难的特点是呼吸显著频速、表浅；因呼吸性碱中毒导致的呼吸困难常伴有手足搐搦症，见于癔症。

34. 根据呼吸困难的急缓程度及症状持续时间可将其分为哪两类？

答：可分为突发性呼吸困难和慢性呼吸困难。

35. 何谓突发性呼吸困难？

答：呼吸困难起病急骤或在原有疾病的基础上突然加重，患者难以忍受，并常伴有痛苦面容、端坐呼吸、出汗及发绀。多见于支气管哮喘、急性左心衰竭、急性上气道堵塞、气胸以及大面积肺栓塞。

36. 何谓慢性呼吸困难？

答：呼吸困难缓慢出现，程度相对较轻，常持续数日、数周甚至更长时间。见于慢性支气管炎、肺气肿、肺心病、充血性心力衰竭、严重贫血、代谢性疾病、心包疾病、胸膜疾病。

37. 呼吸节律异常有哪几种表现形式？

答：哮喘呼吸、Kussmaul 呼吸、潮式呼吸、蝉鸣呼吸、鼾声呼吸、叹气呼吸、点头呼吸、间停呼吸、Biot 呼吸、双吸气样呼吸。

38. 什么是哮喘呼吸?

答：患者表现为痛苦面容，常呈端坐体位，呼吸急促、费力，出现呼气性呼吸困难，可伴有不用听诊器也能听到的哮鸣音。提示肺泡功能障碍及小气道通气严重受阻。多见于支气管哮喘、急性左心衰竭和伴有支气管痉挛的严重肺气肿。

39. 什么是 Kussmaul 呼吸?

答：特点是呼吸深而快，由于血中酸性代谢产物增多，氢离子对延髓二氧化碳敏感细胞和颈动脉体、主动脉化学感受器强烈刺激所致，见于尿毒症、糖尿病酮症伴代谢性酸中毒。

40. 潮式呼吸有哪些特点?

答：潮式呼吸又称为陈-施呼吸。特点是患者的呼吸频率呈周期性改变，呼吸逐步变浅，乃至暂停，大约 25～75s 后呼吸重新出现，其深度逐渐增大，频率加快，成为深大呼吸，然后再次变浅、停顿，如此周而复始。多见于危重患者，如严重的颅脑疾病、晚期尿毒症及心力衰竭。

41. 潮式呼吸的发生机制是什么?

答：潮式呼吸的机制是当呼吸中枢兴奋性降低时，呼吸减弱至停止，造成缺氧加重及血中二氧化碳潴留增多，此时通过颈动脉体和主动脉球的化学感受器反射性地兴奋呼吸中枢，引起呼吸由弱到强；但呼吸的进行使缺氧改善，血中二氧化碳分压降低，反射性地使呼吸中枢兴奋作用下降，使呼吸减慢至停止，此时又造成缺氧加重、二氧化碳潴留增多，再次反射性地兴奋呼吸中枢，以致周而复始地进行，形成潮式呼吸。

42. 蝉鸣呼吸有哪些特点?

答：蝉鸣呼吸为患者吸气时出现一种类似蝉鸣的音

调，同时伴有三凹征，为喉部通气不畅所致。见于喉部异物、会厌及喉头水肿、喉白喉及肿瘤等。

43. 鼾声呼吸有哪些特点?

答：患者吸气时带有明显的鼾声，类似正常睡眠时的打鼾，为咽部组织下坠和/或气管及大支气管内有较多分泌物所致。见于各种原因造成的深度昏迷，特别是急性脑血管病造成的昏迷。

44. 叹气样呼吸有哪些特点?

答：患者在正常呼吸时突然出现深大呼气，类似叹气，发作时间不定时，转移患者注意力时可以避免其发生。见于癔症。

45. 点头呼吸有哪些特点?

答：患者吸气时抬头，呼气时低头，随着呼吸呈频频点头状。见于危重病患者，特别是在患者临终前容易出现。

46. 间停呼吸有哪些特点?

答：患者呼吸的深度较正常为浅，呼吸数次后发生暂停，间隔数秒至数十秒后呼吸再次出现，如此反复进行。见于呼吸中枢严重受抑制的患者，如急性阿片类药物毒品及有机磷中毒、休克、严重的颅脑疾病和临终前。

47. Biot 呼吸有哪些特点?

答：特点是呼吸快速突然变为呼吸暂停，间期多变，节律不规则。提示病情严重，预后不良。见于脑炎、脑膜炎和中度脑损伤。

48. 双吸气样呼吸有哪些特点?

答：特点是吸气时间长，呈双吸气。见于脑桥病变。

49. 呼吸困难如何分度?

答：①轻度：能与同龄的健康人同时行走，但不能同样地登高或上台阶。②中度：在平地不能与同龄的健康人同时行走，但可按自己的速度行走，步行中需要休息。

③重度：一般的日常活动（如说话、穿衣）也感到呼吸困难，不能外出活动。

50. 根据辅助呼吸肌参与呼吸运动的情况，呼吸困难的严重程度如何分度？

答：①Ⅰ度：仅有肋间肌参与呼吸运动，但在吸气时出现肋间隙下陷。②Ⅱ度：所有呼吸辅助肌皆参与呼气运动，吸气时除有肋间隙下陷外，还有抬头、耸肩。

51. 根据体力活动情况呼吸困难如何分度？

答：①Ⅰ度：做一般家务或工作时有轻度呼吸困难。②Ⅱa度：不能工作，自床上或从椅子上起来，即有中度的呼吸困难。③Ⅱb度：自床上或从椅子上起来时有明显的呼吸困难。④Ⅲ度：只能坐在椅子上或躺在床上。⑤Ⅳ度：处于濒死状态。

52. 呼吸困难常见于哪些疾病？

答：肺炎、急性肺水肿、支气管哮喘、慢性阻塞性肺气肿、自发性气胸、癔症、急性传染性呼吸困难综合征、急性呼吸道异物堵塞。

53. 肺炎所致呼吸困难的特征是什么？

答：一般为急性发病，典型表现为突然胃寒、发热或先有“上呼吸道感染”史，及咳嗽、咳痰或伴有胸闷、胸痛，重症患者可有呼吸频率加快、鼻翼扇动、发绀。发生肺实变时有典型的体征，如叩诊浊音、触觉语颤增强和支气管呼吸音等，胸部X线以肺部炎性浸润为主。实验室检查：如为细菌性肺炎则白细胞计数和中性粒细胞增高。

54. 急性肺水肿呼吸困难的特征是什么？

答：多见于急性左心衰竭、急性有机磷及氯氮平中毒的患者。起病急骤（左心衰竭的患者多在夜间睡眠时或大量、快速输液后发生）；剧烈呼吸困难，常有端坐呼吸；咳泡沫痰，严重时咳血性泡沫痰；双肺湿啰音，其程度与病情成正比，即湿啰音越多，病情越重。

55. 支气管哮喘呼吸困难的特征是什么？

答：好发季节为春、夏季；患者多有既往发作史；起病较急，常有咳嗽、流涕、打喷嚏等前驱症状；有呼气性呼吸困难和哮鸣音。

56. 慢性阻塞性肺气肿呼吸困难的特征是什么？

答：易患人群为老年男性患者；多有慢性支气管炎病史或长期大量吸烟史，表现为长期、反复、逐渐加重的咳嗽和咳痰，部分患者可有喘息；肺气肿体征（肋间隙饱满、呼吸音减弱、叩诊呈过清音等），X 线胸片示肺野透亮度增加，肋间隙增宽，膈顶下降平坦。

57. 自发性气胸呼吸困难的特征是什么？

答：易患人群多见于慢性阻塞性肺气肿及无力体型者，部分患者有结核病史；起病较急，部分患者有患侧胸痛；呼吸深快，张力性气胸患者的呼吸困难呈进行性加重；严重者有气管移位；患侧胸部肋间隙饱满，听诊呼吸音减弱或消失，叩诊呈鼓音。

58. 癔症呼吸困难的特征是什么？

答：易患人群为青年及中年女性，尤其是有歇斯底里性格者；常在特定的场合下发病，很少在无人时发病；呼吸急促，可达 40～100 次/分钟；无缺氧表现及异常心、肺体征；双手常呈爪型。

59. 急性传染性呼吸困难综合征呼吸困难的特征是什么？

答：有病源接触史，起病急骤，很快出现发热及全身中毒症状，如头痛、关节及全身肌肉酸痛、乏力等，然后出现干咳、胸闷、呼吸困难，肺部体征多不明显或有少许湿啰音，肺部影像呈双肺片状、斑片状浸润阴影，实验室检查白细胞计数正常或降低，淋巴细胞计数降低。

60. 急性呼吸道异物堵塞呼吸困难的特征是什么?

答:易患人群为幼儿、儿童,其堵塞物多为弹球、花生米、果冻、硬币等;老年人(特别是患过脑血管病的老年人),其堵塞物多为块状食物如元宵、丸子等;起病急骤,多在玩耍或进食时发生;表现为吸气性呼吸困难、三凹征。呼吸困难的严重程度视堵塞程度而定。窒息痛苦面容:见于严重堵塞的患者,表现为面色青紫,双手掐喉,烦躁不安;剧烈咳嗽、恶心、呕吐。

61. 呼吸衰竭的特征是什么?

答:呼吸衰竭是指各种原因引起的肺通气和/或换气功能严重障碍,以至于在静息状态下也不能维持足够的气体交换,导致低氧血症伴(或不伴)高碳酸血症,进而引起一系列病理生理改变和相应临床表现的综合征。在海平面大气压下,在静息状态呼吸空气条件下,动脉血氧分压(PaO_2)<60mmHg,伴或不伴二氧化碳($PaCO_2$)>50mmHg,并排除心内因素等所致低氧因素,即可诊断。

62. 按照发病急缓可以将呼吸衰竭分为哪几类?

答:按照发病急缓可以将呼吸衰竭分为急性呼吸衰竭和慢性呼吸衰竭。急性呼吸衰竭是由于突发致病因素,如严重肺病、创伤、休克、电等,使肺通气和/或换气功能迅速出现严重障碍,在短时间内引起的呼吸衰竭。慢性呼吸衰竭是由于一些慢性疾病,如慢性阻塞性肺疾病(COPD)、肺结核、间质性肺疾病等,造成的呼吸功能的损害逐渐加重,经过较长时间发展成为呼吸衰竭。

63. 按照血气分析可将呼吸衰竭分为几种类型?

答:按血气分析可将呼吸衰竭分为Ⅰ型呼吸衰竭和Ⅱ型呼吸衰竭。

64. 何谓Ⅰ型呼吸衰竭?

答:Ⅰ型呼吸衰竭即缺氧性呼吸衰竭,血气分析的特点是 PaO_2<60mmHg,而 $PaCO_2$ 降低或正常。主要见于

肺换气功能障碍的疾病，如严重的肺疾病、间质性肺疾病、急性肺栓塞等，并且多为急性呼吸衰竭的表现。

65. 何谓Ⅱ型呼吸衰竭?

答：Ⅱ型呼吸衰竭即高碳酸的呼吸衰竭，$PaO_2 <$ 60mmHg，同时 $PaCO_2 >$ 50mmHg。主要是由于肺泡通气不足所致，常见于阻塞性功能障碍的肺或支气管疾病，并且多为慢性呼吸衰竭的表现。

66. 肺血栓栓塞症呼吸困难的特征是什么?

答：肺血栓栓塞症是肺栓塞的一种类型。肺栓塞是以各种栓子阻塞肺动脉系统为其发病原因的一组疾病或临床综合征的总称，包括肺血栓栓塞、脂肪栓塞综合征和羊水栓塞。呼吸困难突然发作，尤以活动后明显，表现为呼吸急促；发绀；肺部有时可闻及哮鸣音和/或湿啰音，肺野偶可闻及血管杂音；合并肺不张和胸腔积液时可出现相应的体征。

67. 何谓急性呼吸窘迫综合征?

答：急性呼吸窘迫综合征（acute respiratory distress syndrome，ARDS）是指患者原来心、肺功能正常，由于内外各种不同病因引起急性肺损伤，导致渗透性肺水肿，表现为以进行性低氧血症为特征的急性呼吸衰竭。

68. 急性呼吸窘迫综合征的临床表现有哪些?

答：临床表现为急性进行性呼吸窘迫和顽固性呼吸窘迫和顽固性低氧血症。常规给氧无效，症状一旦出现，进展迅速。肺部的 X 线征象较临床症状出现晚。发病 12～24h 后，双肺可见斑片状阴影，边缘模糊。疾病后期，X 线表现为双肺弥漫性阴影，呈白肺改变或有小脓肿影，有时伴气胸或纵隔气肿。病情的严重程度与肺部 X 线所见不平行为其重要特征之一。

69. 呼吸困难伴随症状对呼吸困难的诊断有何意义?

答：①伴有胸痛：见于大叶性肺炎、胸膜炎、自发性气胸、肺梗死、急性心肌梗死。②伴有哮鸣音：见于支气管哮喘、急性左心衰竭。③伴有局限性哮鸣音：应考虑有肿瘤压迫气管的可能。④伴有发热：见于肺炎、胸膜炎、肺脓肿、肺结核。⑤伴有休克：见于急性心肌梗死、肺梗死、大叶性肺炎、羊水栓塞。⑥伴有咯血：见于肺梗死、大叶性肺炎、二尖瓣狭窄、肺脓肿、空洞性肺结核。⑦伴有神志障碍：见于中枢神经系统病变、代谢性酸中毒、肺性脑病。

70. 对呼吸困难患者的处理原则是什么？

答：首先迅速断定和确认对生命有威胁的呼吸困难；针对不同病因的呼吸困难进行针对性的治疗，才能缓解病情。

71. 对呼吸困难患者的护理原则是什么？

答：采取适宜的体位；保持呼吸道通畅；给予氧气吸入；密切观察病情；针对原发病进行护理。

72. 如何给予呼吸困难患者安置适宜的体位？

答：协助患者取舒适合理的体位，一般患者不能平卧，可采取半坐卧位或半卧位，头部垫高，床头摇高；或取端坐位，移至过床桌，桌上放一软枕，让患者伏案休息。急性左心衰竭、肺水肿、肺气肿和严重哮喘患者取坐位或半坐位；胸腔大量积液的患者取患侧卧位，以减轻呼吸困难。

73. 如何保持呼吸困难患者的呼吸道通畅？

答：协助患者咳嗽、咳痰；定时翻身、叩背；指导患者做深呼吸和有效的咳嗽，以有效清除呼吸道分泌物；进行雾化吸入，湿润呼吸道并稀释痰液；给予祛痰药，及时吸痰；对支气管痉挛者给予支气管扩张药。

74. 如何给予呼吸困难患者氧气吸入？

答：有效地吸氧可改善机体的缺氧状态，可根据病情给予适当浓度及流量的氧气吸入，必要时行机器通气辅助呼吸，增加肺通气量。可根据公式计算氧浓度：氧浓度＝21＋4×氧流量。慢性阻塞性肺疾病患者宜持续低流量吸氧，即每分钟 1～2L。

75. 如何密切观察呼吸困难患者的病情?

答：严密监测患者的生命体征，观察患者神志的变化和发绀程度，详细记录液体出入量，注意观察呼吸困难的改善情况。

76. 如何对呼吸困难患者进行原发病的护理?

答：积极治疗原发病，对心力衰竭患者应进行利尿、扩血管及强心治疗；对气胸患者应行胸腔闭式引流；对肋骨骨折患者应妥善固定；如有呼吸道异物应及时取出，保证患者营养支持和基础护理的实施。

77. 对呼吸困难患者的健康宣教包括哪些?

答：指导患者掌握常用药物的服用方法、剂量、注意事项和不良反应；对慢性心、肺疾病患者应注意饮食规律，合理饮食，适当运动，改变不良生活习惯；掌握家庭吸氧的方法及注意事项；呼吸困难是常见症状，应教育患者一旦出现呼吸困难立即采取自救方法给予氧气吸入；慢性肺心病患者应备平喘、镇咳和强心药。如遇到突发事件患者要学会初步自救、互救方法；注意避免各种诱发呼吸困难的因素。

78. 喉梗阻性呼吸困难如何分度?

答：①Ⅰ度：患者安静时无呼吸困难现象，活动时有鼻翼扇动、心窝及锁骨上窝轻度内陷等表现。②Ⅱ度：患者安静及活动时均有鼻翼扇动、心窝及锁骨上窝内陷等表现。③Ⅲ度：具有Ⅱ度呼吸困难表现，并有烦躁不安。④Ⅳ度：具有Ⅲ度呼吸困难症状，并有面色青紫、苍白或昏迷等现象。

79. 对喉梗阻患者如何急救?

答：（1）Ⅳ度呼吸困难：如病情危重，不允许做病因的详细检查，应立即做紧急气管切开术。病情危重者可行环甲膜穿刺或环甲膜切开术以求抢救患者于分秒之间。呼吸困难缓解后再行常规气管切开术，进一步查找原因，进行病因治疗。

(2) Ⅲ度呼吸困难：经治疗病因会很快消除者，如急性喉炎经抗生素、糖皮质激素等药物治疗后呼吸困难可很快消退或减轻为Ⅱ度，病情逐渐好转，就可避免气管切开术。对病因不清或经保守治疗病因不能去除的Ⅲ度呼吸困难患者（如喉肿瘤），应及时做气管切开术，对某些体弱患者甚至在Ⅱ度呼吸困难时就可做气管切开术，然后再根据不同病因进行相应的治疗。

(3) Ⅰ度和Ⅱ度呼吸困难：原则上先进行全面系统检查，根据不同病因选择相应的治疗。

（赵礼婷　徐国英）

七、咯　血

1. 什么是咯血、大咯血？

答：喉部以下呼吸道的任何部位出血，经喉头、口腔咯出称为咯血。大咯血是指一次咯血量在200ml或24h内的咯血量在500ml以上。出血部位在支气管动脉、肋间动脉，少数源于肺动脉。

2. 咯血的先期征兆有哪些？

答：喉部发痒、恶心、烦躁、胸闷、灼热感、气急、刺激性咳嗽频率增加等。

3. 引起咯血的常见病因有哪些？

答：引起咯血的原因很多，主要见于呼吸系统和心血管疾病。呼吸系统最常见的疾病是支气管扩张、肺结核、肺部肿瘤。病因包括病原微生物（如细菌、支原体、衣原体、病毒、寄生虫、真菌、螺旋体、阿米巴原虫等）及其毒素代谢产物。心血管系统最常见的疾病是二尖瓣狭窄及导致肺动脉高压的疾病。此外，还有血液病、风湿病等。

4. 咯血的发病机制有哪些?

答:支气管疾病如炎症、肿瘤、结石均可致支气管黏膜或毛细血管通透性增加,或黏膜下血管破裂而致咯血。引起咯血的肺结核多为浸润型、空洞型和干酪型。机制为毛细血管通透性增加,血液渗出,导致痰中带血或小量出血。如小血管壁破溃则造成中等量咯血;如形成小动脉破裂或动-静脉瘘破裂则造成大量咯血,危及生命。心血管疾病多因肺淤血造成肺泡壁或支气管内膜毛细血管破裂和支气管黏膜下层支气管静脉曲张破裂所致。

5. 如何鉴别咯血与呕血?

答:应从以下几个方面来鉴别咯血与呕血(表1-1)。

表1-1 咯血与呕血的鉴别

鉴别项目	咯血	呕血
病史	肺结核、支气管扩张、肺癌、心脏病等	消化道溃疡、肝硬化等
出血前症状	喉部痒感、胸闷、咳嗽等	上腹部不适、呕吐等
出血方式	咯出	呕出,可为喷射状
血液颜色	鲜红	棕黑色、暗红色,有时为鲜红色
血中混合物	泡沫、痰	食物残渣及胃液
酸碱反应	碱性	酸性
柏油样便	无(咽下血液时可有)	有,可在呕血停止后持续数天
出血后症状	痰中带血,无痰	
出血性休克	少见	多见
窒息或呼吸困难	多见	少见

注意:后鼻腔、咽及牙龈出血可自口腔吐出,易误诊为咯血。做鼻或口腔的专科检查即可确诊出血部位。

6. 引起大咯血窒息的原因有哪些？

答：导致窒息的原因主要为黏稠血块堵塞呼吸道或短时间内大量血液淹溺全肺，患者无力咳出。个别患者咯血量不大，可因精神过度紧张诱发喉头痉挛而窒息。在大咯血期间突然改变了体位或采取了不恰当的姿势或间歇下床排便是主要诱发因素。

7. 对咯血患者治疗的目的是什么？

答：①制止出血。②预防气道阻塞。③维持患者的生命体征。其中最主要的是防治咯血窒息，对咯血患者要加强巡视，对反复大量咯血者或有窒息的可能者，应准备抢救器械于床旁，以利于不失时机地抢救。

8. 对大咯血患者如何急救？

答：（1）大咯血来势凶猛，尽快抬高患者头部，使口腔与气管通畅，及时清理口腔积血。

（2）尽快开放静脉，做好心电图、呼吸、血压、经皮血氧监测。

（3）药物的应用：止血药以垂体后叶素为主，常用剂量先从小壶推入 5～10U，继之在 250ml 液体中加入 10～20U 缓慢静脉滴注维持。近年来较多与扩血管药物联合应用，认为可以降低肺动脉压，减少回心血量及肺血容量，促进肺部血液流向扩张的躯干、四肢血管，达到“内放血”的目的，可以减少垂体后叶素用量。

（4）其他：支气管动脉肺栓塞、颈中心静脉置管术、纤维支气管镜导入球囊治疗大咯血患者亦有较好的疗效。

9. 对大咯血窒息患者抢救的关键是什么？

答：对咯血窒息患者抢救的关键是尽快清除呼吸道内阻塞的血块和积血，快速使呼吸道通畅，解除通气障碍，恢复患者的自主呼吸。

10. 对大咯血窒息患者如何急救？

答：大咯血窒息是大咯血最严重的并发症，主要表现为患者在大咯血过程中出现胸闷、气促、精神紧张、发绀、牙关紧闭、神志不清等窒息症状。此时对大咯血无窒息征象者，可采用体位引流，取头低脚高位（头部倾斜40°～60°），同时轻叩患者胸背部促使血凝块咳出。对大咯血已有窒息征象者，应迅速挖出或吸出口、鼻、咽部血块，托起患者下半身使其俯卧倒立，使身体与床边成45°～90°；另一人将患者的头托向背部屈曲，并轻拍其背部，促使气管内淤血排出。有条件的医院可采用气管切开，使用气管插管及支气管镜协助吸取血块。呼吸道通畅后应给予高流量氧气吸入，直至呼吸困难及发绀消失。

11. 对大咯血患者的护理对策有哪些？

答：（1）做好心理护理：在抢救中，100％的咯血患者会有不同程度的恐慌心理，特别是初次咯血的患者，往往心情特别紧张。护士应守护床旁，给予其精神安慰，鼓励患者树立信心，排除心理障碍，提高心理承受能力，减轻焦虑和恐惧心理。同时指导协助患者采取患侧卧位，鼓励把积血轻轻咯出来，以保持呼吸道通畅，从而使患者保持良好的心理状态配合治疗。

（2）严密观察病情变化：大咯血在秋冬季发病率较高，一般午夜和天亮前后发生率较高，所以应严格执行床头交接班制度，加强夜班巡视。特别是对年老体弱、有咯血史又咳嗽无力的患者更要重点观察，及早发现咯血的先兆表现。

（3）指导患者咯血：患者出现咯血征兆时，应轻拍患者的背部，帮助患者将血轻轻咯出。避免患者咯血时屏气，诱发喉头痉挛导致窒息。协助患者在体位上保持头低患侧卧位，以利于止血及健侧肺的通气。有咯血窒息迹象时，患者应立即取健侧卧位，以利于引流。如突然出现咯血中断、胸闷、烦躁不安、面色发绀、两眼上翻或直视、出冷汗等均为窒息先兆，应及时通知医生，组织有效抢救。

12. 对咯血患者的一般护理有哪些?

答：一般护理有：

（1）卧床休息：以免因活动而增加肺运动加重出血。

（2）加强生活护理：保持口腔清洁，咯血后及时漱口，给予营养丰富且易消化的温凉半流质食物。大咯血停止后给予温凉流质饮食，多食富纤维素的水果、蔬菜，避免因排便用力而导致再次出血。禁食刺激性食物、禁烟禁酒。

（3）环境：室内定时开窗通风，及时倒掉咯出的血液，保持室内空气新鲜，避免不良刺激。

（4）健康指导：大咯血停止及病情稳定后，向患者讲解有关咯血知识，使患者了解疾病的一般知识和注意事项，督促患者积极治疗引起咯血窒息的原发疾病，从而有效地避免咯血窒息的再度发生。

（孙　红）

八、心　悸

1. 什么是心悸?

答：心悸是一种自觉心脏跳动的不适感或心慌感。当心跳加快时感到心跳不适，心率缓慢时则感到搏动有力。心悸时，心率可快可慢，也可有心律失常，心率和心律正常者也可有心悸。

2. 心悸是如何产生的?

答：心脏活动过度是心悸发生的基础，常与心率及心排血量改变有关。在心动过速时，舒张期缩短，心室充盈不足，当心室收缩时心室肌与心瓣膜的紧张度突然增加，可引起心搏增强而感心悸；在心律失常时，如心脏期前收缩，心脏收缩快而有力，也会出现心悸。

3. 心悸与哪些因素有关？

答：①与心律失常及持续时间长短有关。如突然发生的阵发性心动过速，心悸较为明显，而慢性心律失常，心房颤动伴心室率不快或逐渐适应而无明显心悸。②与精神因素及注意力有关。如焦虑、紧张及注意力集中时易感受到心悸。

4. 引起心悸的原因有哪些？

答：①心脏收缩力增强。②心动过速、心动过缓或其他心律失常，如期前收缩、心房颤动。③心脏神经官能症。

5. 心脏收缩力增强导致心悸的原因有哪些？

答：包括生理性增强和病理性增强。

（1）生理性增强：①健康人在剧烈运动或精神过度紧张时。②饮酒、喝浓茶或咖啡后。③应用某些药物，如咖啡因、阿托品、甲状腺片等。

（2）病理性增强：①心室肥大：如高血压性心脏病、主动脉关闭不全、二尖瓣关闭不全等。②甲状腺功能亢进。③贫血。④发热。⑤低血糖症。

6. 心室肥大为什么可以引起心悸？

答：在高血压性心脏病、主动脉关闭不全、二尖瓣关闭不全时，可引起左心室肥大，心脏收缩力增强。动脉导管未闭、室间隔缺损时回流量增多，增加心脏的负荷量，导致心室肥大，也可引起心悸。

7. 甲状腺功能亢进为什么可以引起心悸？

答：是由于基础代谢与交感神经兴奋性增高，导致心率加快而产生心悸。

8. 贫血为什么可以引起心悸？

答：贫血时血液携氧量减少，器官及组织缺氧，机体为保证氧的供应，通过增加心率，提高心排出量来代偿，引起心率加快而导致心悸。

9. 发热为什么可以引起心悸？

答：发热时，基础代谢率增高，心率加快，心排出量增加而出现心悸。

10. 低血糖症为什么可以引起心悸？

答：由于儿茶酚胺过多，或交感神经过度兴奋均可引起心悸。

11. 心脏神经官能症有哪些表现？

答：心脏神经官能症由自主神经功能紊乱导致的，多见于青年女性，且心脏本身并无器质性病变。可伴有心前区或心尖部隐痛，以及疲乏、失眠、头晕、头痛、耳鸣、记忆力减退等神经衰弱表现，且在焦虑、情绪激动时易出现。心电图表现为窦性心动过速、ST 段下移及 T 波低平或倒置。

12. 心悸常有哪些伴随症状？常见于哪些疾病？

答：（1）心悸伴心率快而规整：包括窦性心动过速、阵发性心动过速（阵发性室上性心动过速、阵发性室性心动过速、心房扑动）。

（2）心悸伴心率慢而规整：包括窦性心动过缓、Ⅲ度房室传导阻滞、病态窦房结综合征。

（3）心悸伴心律不规整：包括Ⅱ度房室传导阻滞、窦性心律失常、窦性心律伴期前收缩、窦性停搏、心房颤动等。

（4）心悸伴呼吸困难、喘憋不能平卧：常见于心力衰竭、急性心肌梗死、心肌炎、重症贫血或心脏神经官能症。

（5）心悸伴胸痛：常见于心肌炎、心包炎、心绞痛、心脏神经官能症。

（6）心悸伴晕厥、抽搐：常见于高度房室传导阻滞、心室纤颤、阵发室速引起的阿-斯综合征。

（7）心悸伴出汗：常见于甲状腺功能亢进、低血糖、嗜铬细胞瘤。

(8) 心悸伴苍白无力、头晕：多见于各种类型的贫血、出血。

(9) 心悸伴发热：常见于风湿热、结核病、心肌炎、感染性心内膜炎、甲状腺功能亢进、贫血和其他发热疾病。

(10) 心悸伴失眠、头晕乏力等神经衰弱征象：常见于心脏神经官能症。

13. 心悸对患者可产生哪些影响？

答：(1) 生理方面：心悸伴有的心率、心律变化对机体的影响程度取决于心率的快慢、发作持续时间、心律失常的种类和演变趋势、有无心脏病及心脏病变的轻重（即心功能状况），严重者可出现晕厥、心源性脑缺氧综合征、血压下降等血流动力学障碍，甚至威胁患者生命。

(2) 心理、社会方面：初发者因突发心悸而感到难以忍受、紧张和害怕，屡发和病程长者，因担心病情加剧、恶化或影响治疗效果，恐惧死亡而引起焦虑、抑郁等，神经症患者心理反应更大。此外，心悸也可影响患者的工作、学习、睡眠和日常生活。

14. 对心悸的患者应如何判定其严重程度？

答：首先要询问病史和体格检查，明确有无心律失常，判定心律失常的性质，是致命性心律失常还是非致命性心律失常，同时确定有无器质性心脏病。

15. 什么是致命性心律失常？

答：可以导致心脏骤停的严重心律失常称为致命性心律失常，也称危险性心律失常。

16. 致命性心律失常的常见病因有哪些？

答：①急性冠脉综合征、陈旧性心肌梗死。②慢性充血性心力衰竭，射血分数＜40%。③各类心肌病。④长QT综合征。

17. 致命性心律失常的心电图有哪些常见表现？

答：无脉性室性心动过速、心室纤颤、窦性停搏、高度房室阻滞、心室内阻滞、心室静止。

18. 严重心悸时心率可达多少？应如何治疗？

答：严重心悸，心率＞150次/分。应在尽快明确病因的同时给予抗心律失常药物。

19. 哪些致命性快速心律失常可导致生命危险？

答：①室性心动过速、心室纤颤、频发室性期前收缩可转变为室性心动过速或心室纤颤，导致患者死亡。②快速心房颤动、预激综合征伴室上性心动过速等由于所致心室率过快，可使心脏有效射血功能不全、血流动力学不稳定而导致生命危险。

20. 哪些是心室纤颤的临床表现？其心电图特征是什么？

答：意识丧失、颜面苍白、青紫、抽搐、呼吸停止，甚至死亡。听诊心音消失、脉搏触不到、血压测不出。心电图特点：QRS-T波完全消失，出现大小不等、形态不一的心电波形，频率在250～500次/分（心电图见第四站）。

21. 室性心动过速常见于哪些疾病？

答：冠心病，特别是急性冠状动脉综合征、扩张型与肥厚性心肌病、心脏瓣膜病等，其他病因包括代谢障碍、药物中毒等。

22. 室性心动过速有哪些临床表现？

答：除原有心脏病的症状外，还有低血压、晕厥、心悸、气促、心绞痛等；症状可因发作时心室率、持续时间、有无血流动力学变化而不同；短阵性室速症状较轻，持续性室速症状重，伴血流动力学变化者需及时处理。

23. 室性心动过速的心电图有哪些特征？

答：频率多在140～200次/分，节律可不齐；QRS波群宽大畸形，时限＞0.12s；根据其形态又可分为单形性室速和多形性室速（心电图见第四站）。

24. 对心室纤颤患者如何急救处理？

答：（1）发生心室纤颤时患者即出现心搏骤停，须立即行心肺复苏，尽早实施电除颤，无脉性或多形性室速视同心室纤颤，行非同步电除颤。

（2）除颤无效时，可用胺碘酮静脉注射后，再次非同步电除颤。

（3）心室纤颤转复成功后，应纠正水、电解质平衡紊乱，维持 $K^+ > 4.0$mmol/L，$Mg^{2+} > 2.0$mg/dl，以防止再发室颤。

25. 尖端扭转型室性心动过速的心电图有何特征？

答：它是多形性室性心动过速的一个特殊类型，发作时 QRS 波群的振幅与波峰呈周期性改变，频率 200～250 次/分，QT 间期通常超过 0.5s，U 波显著。尖端扭转型室速可发展为心室纤颤（心电图见第四站）。

26. 出现尖端扭转型室性心动过速时，急诊应如何处理？

答：给予硫酸镁缓慢静脉注射。血压高者应快推，血压低者应慢推。

27. 什么是室上性心律失常？

答：室上性心动过速是由心房、房室结或两者共同参与引起发作和维持的快速性心律失常。

28. 室上性心律失常分为几类？

答：①根据血流动力学状态分为不稳定和稳定两类。②根据 QRS 时限分为宽 QRS 心动过速或窄 QRS 心动过速。血流动力学不稳定的室上性心动过速需要立即处理。

29. 室上性心律失常血流动力学不稳定状态有何表现？应如何处置？

答：室上性心律失常引起严重的血流动力学改变，如心脏停搏、收缩压<90mmHg、严重肺水肿、脑灌注降低，需要紧急电击转复。也可用胺碘酮静脉注射。同时立即纠正缺氧和 $PaCO_2$ 升高、酸中毒或低血钾。

30. 宽QRS心动过速常见于哪些疾病?

答：可见于室上速伴差异性传导，如心房颤动、心房扑动，或由房室折返所致的心动过速，如预激综合征。心电图示心率>100次/分，伴QRS波群>120ms。若有血流动力学改变可按室性心动过速处理。

31. 应如何治疗宽QRS心动过速?

答：①血流动力学不稳定者，可考虑同步直流电除颤，纠正低钾、低镁血症。②血流动力学稳定者，可刺激迷走神经，纠正低钾、低镁血症。或给予抗心律失常的药物，如胺碘酮或腺苷、维拉帕米等。

32. 心房颤动常见的病因有哪些?

答：冠心病、高血压性心脏病、风湿性心脏病、甲状腺功能亢进性心脏病、缩窄性心包炎等（心电图见第四站）。

33. 什么样的心房颤动患者为高危患者?

答：①预激综合征合并心房颤动。②继发于急性冠脉综合征和严重缺氧导致的心房颤动。③与左心衰竭并存的心房颤动。④心率>180次/分，并伴有进行性胸痛和循环衰竭者。

34. 对急性心房颤动患者应如何处置?

答：急性心房颤动（≤72h），首先控制心室率，若药物治疗后心室率仍快，可考虑药物转复或电转复。药物转复可使用胺碘酮。电转复适用于：①择期复律宜为已知病因引起的心房颤动首次发作。②紧急且危及患者生命。

35. 心房扑动常见的病因有哪些? 应如何治疗?

答：常见于冠心病、瓣膜病、原发性心肌病、心包炎等。治疗可刺激迷走神经或应用腺苷以增加房室传导阻滞，且偶可终止心房扑动。也可应用药物，当药物治疗无效时，可选用电复律。

36. 预激综合征的心电图有何表现？

答：PR间期缩短，由于δ波使QRS波群增宽。可表现为由房室折返所致的室上性心动过速或心房颤动、心房扑动，有发展为室性心动过速，甚至猝死的危险（心电图见第四站）。

37. 常见的致命性缓慢性心律失常有哪些？

答：窦性停搏、病态窦房结综合征、严重房室传导阻滞。

38. 什么是窦性停搏？

答：窦性停搏也称窦性静止。因迷走神经张力增大或窦房结障碍，心电图可出现规则的P－P间距中突然出现P波脱落，形成长P－P间距，且长P－P间距与正常P－P间距无倍数关系（心电图见第四站）。

39. 什么是病态窦房结综合征？

答：心脏起搏系统退行性病变以及冠心病、心肌炎、心肌病等疾患，可累及窦房结及其周围组织而产生一系列缓慢窦性心律失常，引起头晕、黑矇、晕厥等临床表现，称为病态窦房结综合征。其心电图主要表现有：①持续窦性心动过缓，心率＜50次/分，且不易用阿托品纠正。②窦性停搏或窦性阻滞。③在窦性心动过缓的基础上，出现室上性快速心律失常（房性心动过速、心房扑动、心房颤动等），又称快慢综合征。④如病变同时累及房室交界区，则发生窦性停搏，可长时间不出现交界性逸搏，或伴有房室障碍，也称双结病变。

40. 什么是严重房室传导阻滞？

答：严重房室传导阻滞为完全性房室传导阻滞，伴低位室性逸搏时（心室率<40次/分），长R-R>3s，或心室停搏也极易诱发室性心动速、心室纤颤，或直接发生心室静止（心电图见第四站）。

41. 针对血流动力学不稳定的缓慢性心律失常应如何处置？

答：当缓慢性心律失常导致血流动力学紊乱时，如心搏骤停、无收缩、收缩压<90mmHg、严重肺水肿、大脑低灌注等，需要紧急救治，给予临时起搏。也可以静脉给予阿托品或异丙肾上腺素治疗。如有条件，应立即开始体外起搏。

42. 针对血流动力学稳定的缓慢性心律失常应如何处置？

答：给予心电监测，阿托品为病情恶化时备用。如果需要，可紧急安装临时心脏起搏器。

43. 对心悸患者应从哪些方面进行护理评估？

答：①询问病史，了解有无心悸及产生心悸的原因。②了解心悸发生的时间、部位、性质、程度及伴随症状。③了解目前诊断及治疗情况。④评估心悸对患者的影响。

44. 如何对心悸患者做好基础护理？

答：（1）病情观察：注意心悸发生的时间、性质、诱发或使其减轻的因素，以及有无呼吸困难、胸痛、晕厥等伴随症状的变化，重点观察心脏的体征，尤其是心率、心律的变化。监测心电图的变化及相关检查的结果。

（2）吸氧：对心律失常尤其是严重心律失常者，或器质性心脏病引起的心悸伴气急、不能平卧、发绀者，可行面罩或鼻导管吸氧，以增加重要脏器的氧供，提高血氧浓度，改善患者的自觉症状。

（3）休息：严重心律失常（阵发性室上性心动过速，多发、多源、连发的室性期前收缩伴RonT现象，Ⅱ度和Ⅲ度房室传导阻滞，发作频繁的窦性停搏等）者应卧床休息，直到心悸好转后再逐渐起床活动。心功能 3 级及以上者，应以绝对卧床休息为主。

（4）体位：心悸明显者卧床时应避免左侧卧位，因左侧卧位较易感觉到心悸；器质性心脏病伴心功能不全者，为减少回心血量和减轻心悸，宜取半坐卧位。衣服宜宽松，以免患者因衣服的束缚而使心悸加重。

（5）饮食：器质性心脏病所致心悸者，应给予少盐、易消化饮食，少量多餐，以减轻水肿及心脏前负荷；多食富含维生素的水果、蔬菜，以利于心肌代谢，防止低钾；控制总热量，以降低新陈代谢，减轻心脏负担；避免饱餐，因饱餐可诱发室性期前收缩、阵发性室上性心动过速等心律失常，加重心悸。

45. 如何对心悸患者做心理护理？

答：精神上的不安和紧张均会使血液中儿茶酚胺分泌增强，而导致心脏跳动增强及心输出量增加，加重心悸感。因此，护士应特别注意此类患者的精神状态，应积极地与患者交流沟通，了解其心理状态和心理需求，以便对症下药；给予患者必要的精神安慰，帮助其适应环境和尽快转变角色，解除紧张、焦虑的情绪，增强其安全感和对治疗的信心。应耐心向患者解释病情，讲解疾病的知识，尤其是紧张情绪与疾病的内在联系，使其配合治疗及护理，减轻症状。对神经症患者更应关心。此外，舒适、安静的环境有利于患者身心放松。

46. 如何对心悸患者进行健康指导？

答：（1）教会患者自我观察心悸发生的时间及伴随症状，并使患者学会自测脉搏及简单判断节律变化，并记录上述情况。

（2）对异常脉搏的观察：①脉率异常：脉率超过 100 次/分称心动过速，脉率小于 60 次/分称为心动过缓。②节律异常：指在规律或不规律的间隔中漏掉一次搏动。

③强弱异常：动脉搏动强弱不一致。

（3）提醒患者严格按医嘱服用抗心律失常药物的重要性，防止剂量不足或过量出现毒、副作用，甚至危及患者生命。患者应按时服药，服药前自测脉搏并认真记录，复诊时可将记录的资料提供给医生作为治疗及效果评价的参考。

（4）定期到医院复诊。

（5）指导患者避免诱发生理性心悸，如：避免剧烈运动，戒烟、戒酒、避免或减少饮用含咖啡因的饮料、避免寒冷刺激等。

（袁军凤　徐国英）

九、胸　痛

1. 什么是胸痛？

答：胸痛是一种症状，指颈与胸廓下缘之间的疼痛，可呈多种性质的疼痛。病因亦多种多样，主要由胸部疾病引起，少数由其他部位的病变所致。因痛阈的个体差异大，胸痛部位和严重程度与病变部位和病变程度不一定平行。

2. 胸痛性质与病变有何相关性？

答：胸痛性质与病变性质相关，胸痛程度从钝痛至剧烈、刀割样不等。纵隔肿瘤多表现为钝痛、隐痛；食管炎表现为烧灼痛；心绞痛、心肌梗死表现为压榨样或窒息感、恐惧、濒死感；肋间神经痛表现为针刺样痛或触电样痛；干性胸膜炎表现为尖锐刺痛或撕裂痛；夹层动脉瘤表现为撕裂样痛；肺栓塞表现为剧烈刺痛、绞痛；气胸表现为持续刺痛，并进行性加重；心绞痛、心肌梗死、膈下脓肿、主动脉夹层动脉瘤表现为放射性痛。

3. 导致胸痛的疾病有哪些？

答：引起胸痛的疾病主要为胸部疾病，常见的有：

①胸壁疾病：带状疱疹、肋间神经炎、肋骨、骨折、皮下蜂窝织炎。②心血管疾病：心绞痛、心肌梗死、心肌炎、肺梗死、急性心包炎、夹层动脉瘤、肺动脉高压、神经症。③呼吸系统疾病：胸膜炎、胸膜肿瘤、自发性气胸、肺炎、血胸、肺癌。④纵隔疾病：纵隔炎、纵隔气肿、纵隔肿瘤、反流性食管炎。⑤其他：痛风、食管炎、食管癌、肝脓肿、脾梗死、肝癌。

4. 什么是致命性胸痛?

答：胸痛伴有血流动力学的改变属于致命性胸痛，表现为低血压、休克、面色苍白、大汗淋漓和颈静脉怒张、端坐呼吸。

5. 哪些疾病可引起致命性胸痛?

答：有主动脉夹层、爆发性心肌炎、心脏压塞、肺栓塞、急性心肌梗死、张力性气胸。

6. 对胸痛患者如何分诊和处理?

答：一般应将胸痛患者视为重症患者，应及时就诊。①危急指征：面色苍白、出汗、发绀、呼吸困难及生命体征异常，不论其为何种病因，均属危急状态。②胸痛伴有血流动力学改变的患者属于病情Ⅰ级。如有以上情况均应入抢救室给予吸氧、监测、开放静脉、配合医生做心电图以及抽血查心肌酶，以进一步确诊治疗。

7. 简述急性冠状动脉综合征的定义。

答：急性冠状动脉综合征（acute coronary syndrome，ACS）是指由急性心肌缺血所引起的一组症状，它包括不稳定性心绞痛和急性心肌梗死（ST 段抬高或不抬高、Q 波或非 Q 波心肌梗死）。

8. 急性冠状动脉综合征如何分型?

答：ACS 分为：①非 ST 段抬高冠状动脉综合征：包括不稳定性心绞痛、非 Q 波型心肌梗死，少数 Q 波型心肌梗死。②ST 段抬高冠状动脉综合征：包括 Q 波型心肌梗死，少数非 Q 波型心肌梗死。

9. 导致急性冠状动脉综合征的机制有哪些？

答：典型的 ACS 发作是由于粥样斑块破裂而诱发血栓形成。急性血栓形成可以分为闭塞性和非闭塞性。

（1）闭塞性血栓主要造成 ST 段抬高的 Q 波型心肌梗死，ST 段抬高预示着一支大的冠状动脉闭塞，多数发展成为 Q 波型心肌梗死。

（2）非闭塞性血栓多数为非 Q 波型心肌梗死或不稳定性心绞痛，统称为无 ST 段抬高的 ACS。急性血栓形成的速度和大小主要取决于斑块的破裂程度和体内凝血和纤溶状态。

10. 急性冠状动脉综合征早期评估和治疗的程序要点有哪些？

答：ACS 早期评估和治疗的程序要点是 4Ds。①door（门）：患者心绞痛发作后 10min 应抵达医院大门。②data（资料）：入门 10min 内应进行心电图检查并阅读。③decision（决策）：心电图检查后 10min 内决定治疗方案。④drug（药物）：决定治疗方案后 10min 内应落实药物治疗。

11. 急性心肌梗死与心绞痛胸痛的鉴别要点有哪些？

答：（1）胸痛鉴别：①胸痛的部位、性质、发作时间都差不多，只是心肌梗死疼痛的程度更为剧烈。②诱因：体力劳动或情绪激动诱发多见心绞痛，心肌梗死基本无诱因。③持续时间：心绞痛 3～5min 消失，心肌梗死持续时间比心绞痛更长，持续＞15min 以上，为数小时或 1～2 天。④发作频率：心绞痛比心肌梗死发作频繁。⑤缓解方式：心绞痛一般停止诱发症状的活动即可缓解；舌下含硝酸甘油能在几分钟内缓解，而心肌梗死舌下含硝酸甘油不缓解。

（2）伴随症状的鉴别：①发热：心绞痛无发热，急性心肌梗死常有发热，属于坏死组织吸收热。②白细胞：心绞痛时白细胞不升高，急性心肌梗死常有白细胞升高。③心肌酶：在心绞痛不升高，在急性心肌梗死升高。④心电图：在心绞痛无变化或有暂时性 ST-T 变化，急性心肌梗死有特征性和动态性改变。

12. 什么是急性心肌梗死？其发病机制是什么？

答：急性心肌梗死（acute myocardial infarction，AMI）是心肌缺血性坏死。在冠状动脉病变的基础上，发生冠状动脉血供急剧减少或中断，使相应的心肌严重而持久地缺血导致心肌坏死。

13. 急性心肌梗死的诊断要点有哪些？

答：胸骨后剧烈疼痛持续 1h 以上、发热、白细胞计数和血清心肌酶升高，以及心电图进行性改变，可发生心律失常、休克和心力衰竭。

14. 急性心肌梗死的临床表现有哪些？

答：急性心肌梗死的临床表现有两组：（1）典型患者的胸痛部位为胸骨后或胸部有闷憋的不舒服感、压迫感、紧缩感，可向左上臂、颌部、背部或肩部放射，常持续 20min 以上，劳累或继续体力劳动时疼痛加重；伴呼吸困难、心悸、出汗、恶心和呕吐。

（2）不典型患者胸痛部位可在上腹部、颈部、下颌等处，而且有时疼痛性质也不典型，如烧灼感、濒死感，甚至为肌肉痛、姿势性或肋胸膜性疼痛的特征。有些患者无特殊的胸痛或不舒服，却突然出现气促或心悸、黑矇、晕厥。

15. 对急性心肌梗死如何进行定位诊断？

答：（1）前间壁：$V_1 \sim V_3$。

（2）前壁 $V_1 \sim V_4$。

（3）前侧壁 $V_4 \sim V_6$。

（4）高侧壁 I、avL。

（5）广泛前壁 V_1～V_5或 V_6。

（6）下壁Ⅱ、Ⅲ、avF。

（7）正后壁 V_7～V_9。

（8）右心室 V_{3R}～V_{5R}。右心室梗死很少单独发生，多与下壁梗死同时存在。

（9）在左束支传导阻滞时，往往都是前壁心肌梗死。

（10）冠脉闭塞与心电图梗死部位有明确的对应关系：冠状动脉左前降支闭塞，发生前壁＋高侧壁心肌梗死；左回旋支闭塞，发生下壁伴侧壁、高侧壁或正后壁心肌梗死；右冠状动脉闭塞可引起下壁、正后壁、侧壁和右室心肌梗死。

16. 血清心肌损伤标志物测定的特点有哪些？

答：（1）血清肌酸磷酸激酶（CK）：急性心肌梗死发生后 4～8h 升高，24h 达高峰，3～4 天恢复正常。

（2）血清肌酸磷酸激酶同工酶（CK-MB）：3～4h 开始升高，10～24h 达高峰，48～72h 恢复正常。

（3）血清天冬酸转氨酶（AST）：6～8h 升高，24～48h 达到峰值，3～5 天恢复正常。以上均为传统的诊断急性心肌梗死的血清标志物，但应注意有可能出现假阳性。

（4）肌红蛋白（SMB）：1～2h 开始升高，4～8h 达到高峰，24h 恢复正常，但肌肉损伤时亦可升高。

（5）肌钙蛋白 T 和肌钙蛋白 I：2～4h 开始升高，10～24h 达高峰，可持续 5～14 天。肌钙蛋白的特异性和敏感性均高于其他血清心肌标志物测定。

17. ST 段抬高冠状动脉综合征的治疗要点有哪些？

答：（1）持续心电监护及给氧。

（2）硝酸甘油 10～20μg/min 静脉泵入，最高剂量以不超过 100μg/min 为宜，对于心肌梗死合并低血压者硝酸酯类药物静脉滴注是禁忌的。

（3）β受体拮抗药：可选用美托洛尔、阿替洛尔或比索洛尔。应从小剂量开始。如合并严重心力衰竭、心动过缓或房室传导阻滞、低血压者则应禁用或慎用。

（4）做18导联心电图。

（5）镇痛：注射硫酸吗啡1～5mg。

（6）立即嚼服阿司匹林150mg。

（7）再灌注治疗：溶栓治疗、介入性治疗、紧急冠脉动脉旁路移植术。

18. 非ST段抬高冠状动脉综合征的治疗要点有哪些？

答：①抗血小板治疗药物：阿司匹林、ADP受体拮抗药、血小板膜糖蛋白Ⅱb/Ⅲa受体拮抗药。②抗凝血治疗：普通肝素、低分子量肝素、凝血酶直接抑制药。

19. 溶栓治疗有哪些方法？

答：（1）尿激酶：是我国应用最广的溶栓药。给药方法为150万U溶于100ml生理盐水或5%葡萄糖30min内静脉输入。

（2）链激酶或重组链激酶：150万U溶于100ml生理盐水或5%葡萄糖中，于1h内静脉输入。

（3）重组组织型纤溶酶原激活物（rt-PA）：在我国较常用，通用rt-PA 100mg加速给药方案，即15mg静脉注射，继之在30min内静脉输注0.75mg/kg（不超过50mg），再在60min内输注0.5mg/kg（不超过35mg）。由于本药半衰期短（5min），给药前需静脉推注肝素5000IU，给完药后，继之以1000IU/h速率输注肝素24～48h。监测活化部分凝血活酶时间（APTT），使之维持在60～80s。rt-PA 50mg方案：首先静脉推注rt-PA 8mg，然后将剩余42mg于90min内静脉输注，接着静脉输注肝素。

20. 对溶栓治疗患者如何观察病情？

答：（1）严密观察生命体征：①血压、脉搏、心率、心律变化。②皮肤、黏膜、消化道等有无出血征象。③心电图 ST 变化，心电图动态演变。④溶栓前后血常规、出凝血时间、肝肾功能、血糖、血脂的变化。

（2）疼痛的观察：疼痛可使交感神经兴奋，心肌缺氧加重，梗死面积扩大，易发生心律失常。应尽早给予止痛处理，吗啡为首选镇痛药。应用时要注意观察血压、呼吸、脉搏的变化。

（3）冠状动脉血管再通的判断：主要依据溶栓开始后 2～3h 内的以下特点：①胸痛突然减轻或消失，或突然加剧后再明显减轻。②上抬的 ST 段迅速回降＞50％，甚至回到等电位线。③出现再灌注心律失常，发生前壁心肌梗死时常出现快速心律失常如室性早搏、加速性室性自主心律甚至心室纤颤。发生下壁心肌梗死时常出现缓慢心律失常如窦性心动过缓、窦房传导阻滞、长间歇伴低血压等。④CK-MB 酶峰提前在发病 14h 以内或 CK 峰值提前在 16h 以内。⑤根据冠状动脉造影直接判断冠状动脉是否再通。

（4）严密监测患者的症状及血流动力学改变：及时发现心律失常、休克、心力衰竭等并发症的早期症状。

21. 对急性心肌梗死患者的护理要点有哪些?

答：（1）急性期绝对卧床休息，保持环境安静。

（2）立即建立静脉通道并保持通畅，以便及时给药。

（3）给予鼻导管或面罩吸氧，3～5L/min，改善心肌缺氧状态，减轻气短、疼痛或焦虑状态。

（4）溶栓治疗的护理：①护士应熟悉各种溶栓药的使用方法，确保按要求输注。②在使用溶栓药过程中应注意观察有无过敏反应，如发热、皮疹、皮肤潮红等。③观察皮肤、黏膜及内脏有无出血征象，如牙龈出血、鼻出血、痰中带血、黑便、肉眼血尿、皮下血肿、脑出血时的意识状态变化，发现异常及时通知医生并给予处理。④使用溶栓药物后，定时描记心电图，抽血查心肌酶、血常规、凝血时间等。⑤观察疼痛的性质及用药后缓解的程度。

（5）排便护理：由于卧床、进食少及使用吗啡易引起便秘，而排便用力过度会增加心脏负荷，诱发心律失常甚至心脏骤停。因此必须保持大便通畅，遵医嘱适当给予缓泻药，必要时给予甘油灌肠。

（6）心理护理：心肌梗死是急性事件，患者多表现为紧张、焦虑、恐惧心理，应针对患者的心理活动给予疏导和护理。护士应具备高度的责任心和娴熟的护理技术，增加患者的信任感和安全感，使其树立战胜疾病的信心。

22. 急性心肌梗死有哪些并发症？如何处理？

答：（1）急性心肌梗死的并发症有：①因心肌缺血和坏死所致的心律失常。②泵衰竭，包括心力衰竭和心源性休克。③机械并发症包括室间隔穿孔、乳头肌断裂、左心室游离壁破裂和假性室壁瘤。

（2）急性心肌梗死并发症的处理：①心律失常：窦性心动过速、快速室上性心律失常、心房颤动和心房扑动、室性心律失常、缓慢型心律失常：用抗心律失常药物治疗。②急性左心衰竭：常见于大面积心肌梗死如广泛前壁心肌梗死或伴大面积心肌缺血的患者。它是心肌梗死的严重并发症之一。一般治疗及药物治疗类似急性左心衰竭。③心源性休克的治疗：心源性休克系直接泵衰竭而导致的休克综合征，死亡率极高。80%是由于大面积心肌梗死所致，其余是由于机械并发症如室间隔穿孔、乳头肌断裂或右心室心肌梗死所致，预后很差。有严重低血压时应静脉滴注多巴胺［5～15μg/(kg·min)］。若血压不升则增大剂量，可同时应用多巴酚丁胺［3～10μg/（kg·min)］。在有条件行经皮冠状动脉介入治疗情况下，上述药物治疗仍不能维持血压时可应用肾上腺素或去甲肾上腺素，并在主动脉内球囊反搏支持下行紧急经皮冠状动脉介入治疗。主动脉内球囊反搏可有效逆转器官的低灌注，同时对支持患者紧急接受冠状动脉造影、经皮冠状动脉介入治疗和冠状动脉旁路移植起到重要的辅助作用。④急性心肌梗死机械性并发症的治疗：急性心肌梗死机械性并发症包括乳头肌断裂、室间隔穿孔、左心室游离壁破裂、假性室壁瘤等。一旦出现机械性并发症，将很快发生严重的循环障碍和猝死。常见于无高血压病史、首次大面积透壁性心肌梗死的老年女性患者。对此类患者应在主动脉内球囊反搏的支持下，根据病情应用正性肌力药物、血管扩张药、利尿药，维持有效的血液循环，争取及早手术纠正，尽可能挽救患者生命。

23. 什么是肺栓塞？

答：肺栓塞（pulmonary embolism，PE）是以各种栓子阻塞肺动脉系统为其发病原因的一组疾病或临床综合征的总称，包括肺血栓栓塞症（pulmonary thromboembolism，PTE）、脂肪栓塞综合征、羊水栓塞、空气栓塞等。PTE 为常见的类型，占 PE 中的绝大多数，通常所称的 PE 即指 PTE。

24. 引起肺栓塞的原因有哪些？

答：引起 PTE 的血栓主要来源于深静脉血栓形成（deep vein thrombosis，DVT）。DVT 与 PTE 实质上为一种疾病过程在不同部位、不同阶段的表现，两者合称为静脉血栓栓塞症（venous thrombosis，VTE）。DVT 和 PTE 具有共同的危险因素，即 VTE 的危险因素，包括任何可以导致静脉血液淤滞、静脉系统内皮损伤和血液高凝状态的因素。危险因素包括原发性和继发性两类。原发性危险因素由遗传变异引起。继发性危险因素是后天获得，包括骨折、创伤、手术、恶性肿瘤和口服避孕药等。

25. 肺栓塞有哪些临床表现？

答：传统的 PTE 临床症状为“呼吸困难、胸痛及咯血三联征”，但仅见于不足 30%的患者。因此 PTE 的症状多种多样，但均缺乏特异性。症状的严重程度也有很大差别，可以从无症状、隐匿，到血流动力学不稳定，甚至发生猝死。常见症状有：

（1）不明原因的呼吸困难及气促，尤以活动后明显，即劳力性呼吸困难，为 PTE 最多见的症状。

（2）胸痛：包括胸膜炎样胸痛（周缘性胸痛，是因栓塞的肺邻近的胸膜刺激引起）和心绞痛样胸痛（胸骨后疼痛，系心肌缺血所致）。

（3）晕厥：经常是肺栓塞的唯一或首发症状。

（4）烦躁不安、惊恐甚至濒死感。

（5）咯血，常为小量咯血，大咯血少见。

（6）咳嗽、心悸等。

各病例可出现以上症状的不同组合。因此没有特点就是肺栓塞的特点，只要是高危人群且有症状就应进入诊断流程。

26. 请阐述肺栓塞的分型。

答：肺栓塞按临床病程可分为急性肺栓塞和慢性栓塞性肺动脉高压。

（1）急性肺栓塞临床上分为两型：①大面积肺栓塞：临床上以休克和低血压为主要表现，即体循环动脉收缩压＜90mmHg，或收缩压较基础值下降幅度≥40mmHg，持续15min 以上。需除外新发生的心律失常、低血容量或感染中毒症所致血压下降。②非大面积肺栓塞：不符合大面积 PTE 的标准，即未出现休克和低血压的 PTE。此型患者中，一部分人临床上出现右心功能不全表现或超声心动图表现为右心室运动功能减弱，归为次大面积肺栓塞亚型。

（2）慢性栓塞性肺动脉高压：多可追溯到呈慢性、进行性发展的肺动脉高压的相关临床表现，后期出现右心衰竭。

27. 诊断肺栓塞的方法有哪些?

答：诊断方法首选 D-二聚体，次选静脉超声，常用螺旋 CT，肺动脉造影是金标准。

28. 肺栓塞的危急指征有哪些？

答：突然出现胸痛、晕厥、不明原因的严重呼吸困难、发绀、大汗、血压下降者，甚至出现猝死。心电图出现右心负荷加重或呈典型的 $S_{I}T_{III}Q_{III}$。血气分析为 PaO_2 和 $PaCO_2$ 降低，血清乳酸脱氢酶、纤维蛋白酶降解产物及D-二聚体升高。

29. 对肺栓塞患者如何进行急救？

答：对高度疑诊或确诊 PTE 的患者：

（1）应绝对卧床，严密监测呼吸、血压、心电图及血气的变化。

（2）给予吸氧，以纠正低氧血症。

（3）补液应审慎，必要时给予升压药。

（4）溶栓治疗：主要适用于大面积 PTE 的患者，常用的溶栓药物有尿激酶（UK）、链激酶（SK）和重组组织型纤溶酶原激活药（rt-PA）。

（5）抗凝治疗：主要有肝素、低分子肝素和华法林。当使用尿激酶、链激酶溶栓时不强调同时使用肝素治疗；但使用 rt-PA 溶栓时，则必须同时应用肝素治疗。

30. 对肺栓塞患者的治疗原则有哪些？

答：治疗原则有：

（1）一般处理与呼吸、循环支持治疗。

（2）溶栓治疗：溶栓治疗适用于大面积肺栓塞患者、有休克和/或低血压的患者；大多数禁忌证对大面积肺栓塞患者只是相对的；次大面积肺栓塞患者无右室超负荷的患者不适宜溶栓治疗。

（3）外科血栓切除术：适用于急性大面积肺栓塞患者、溶栓治疗有禁忌证的患者及对内科各种治疗无效的患者。

（4）抗凝治疗：口服抗凝药最初 3 天应与肝素合用至少 4～5 天，当国际标准化比值达 2.0～3.0 持续 2 天，则可停用肝素；初次发生肺栓塞的患者，如有逆转的危险因素，则抗凝至少 3 个月，特发性静脉血栓形成的患者则至少抗凝 6 个月；再发静脉血栓形成，或有持续危险因素如癌症的患者，应长期口服抗凝药。

（5）下腔静脉滤器：下腔静脉滤器适用于预防肺栓塞。

31. 对肺栓塞患者的观察重点有哪些?

答：严密观察病情，观察：

（1）生命体征，尤其是呼吸、血压、血氧饱和度。

（2）溶栓药物反应：①溶栓效果：症状是否减轻。②溶栓的副作用：是否有出血，观察牙龈、皮肤、黏膜、针眼处是否有出血；观察尿色和痰色；观察意识是否有变化，以及时发现脑出血。

（3）检验指标：D-二聚体、血气分析、心电图、血液生化检查等以及时发现并发症。

32. 对肺栓塞患者的护理要点有哪些?

答：护理要点有：

（1）一般护理：绝对卧床 2 周。高流量吸氧，建立静脉通道，保证溶栓、抗凝药物、扩容的应用。合理营养：饮食以清淡、易消化、富含维生素为宜，保证疾病恢复期的营养。在床上大、小便，保持大便通畅，避免用力，必要时给予通便灵口服。

（2）专科护理：①溶栓治疗时应严格按剂量、按时间调整滴速，确保治疗。②有效制动：溶栓后，下肢深静脉血栓松动，极易脱落，卧床期间不能做双下肢用力的动作及做双下肢按摩。③要避免腹压增加的因素：如咳嗽时腹压增大，造成血栓脱落；卧床期间所有的外出检查均要平车接送。

（3）心理护理：患者往往有焦虑、惊恐不安，应做好解释，解除患者的思想顾虑，使其积极配合治疗，以利于康复。

（4）健康指导：保持心情愉快；吸烟者应劝其戒烟；给予低盐低脂清淡饮食，多吃新鲜蔬菜和水果，保持大便通畅；活动要循序渐进，以活动后不感到劳累为宜。有深静脉血栓高危因素的患者，宜采取预防措施。按时按量服药，不要随意增减药物剂量，以免出现意外。

33. 如何预防深静脉血栓？

答：①机械预防措施如穿加压弹力袜、下肢间隙序贯加压充气泵和腔静脉滤器。②药物预防措施：如小剂量肝素、低分子肝素和华法林。

34. 如何鉴别肺栓塞与急性心肌梗死？

答：（1）临床症状：①胸痛：差异不大，肺栓塞多为胸膜痛。服硝酸甘油后两者均不缓解。②呼吸困难：肺栓塞多见不明原因的呼吸困难，而急性心肌梗死一般无呼吸困难。③晕厥：经常为肺栓塞的唯一或首发症状，急性心肌梗死一般无晕厥。

（2）实验室检查：①低氧血症：肺栓塞常有低氧血症，而急性心肌梗死一般无低氧血症。②心电图：肺栓塞表现为典型的 $S_{I}T_{III}Q_{III}$，急性心肌梗死有动态的特异性改变。③心肌酶谱：肺栓塞一般无心肌酶改变，急性心肌梗死则有心肌酶的改变。

35. 什么是主动脉夹层？

答：主动脉夹层指主动脉腔内的血液通过内膜的破口进入主动脉壁中层而形成的血肿，并非主动脉壁的扩张，并有别于主动脉瘤，过去此种情况被称为主动脉夹层动脉瘤，现多改称为主动脉夹层血肿，或主动脉夹层分离，简称主动脉夹层。

36. 发生主动脉夹层的原因有哪些？

答：发生主动脉夹层最重要的两个因素是：主动脉中层疾病与高血压。约70％～80％主动脉夹层由高血压所致；马方综合征、动脉粥样硬化、外伤和妊娠是次要病因。某些药物或食物对结缔组织有毒性作用，可使主动脉中层发生囊性变性。

37. 主动脉夹层有哪些临床表现?

答:(1) 胸痛:为最重要、最突出的症状。其特点为突然发作的撕裂样或刀割样胸骨后锐痛,可放射至前胸、后背,常难以忍受且多伴有恶心、呕吐和出汗。如有转移性疼痛,提示动脉夹层进一步剥离。

(2) 血压的变化:最初血压常下降,甚至休克,但以后又升高,且可达较高的水平。其变化特点是剧烈疼痛时血压下降或测不清,疼痛缓解后血压又升高。如两侧上肢血压差超过 20mmHg 以上,则脉搏不对称。

(3) 心脏杂音:有收缩期或舒张期杂音。颈动脉、锁骨下动脉也可有收缩期杂音。

(4) 血肿压迫所致的表现:急性心肌梗死、脑卒中、截瘫、心包填塞、声音嘶哑、霍纳综合征等,可出现根据受累部位表现出的症状。

38. 阐述主动脉夹层的分型。

答:(1) Debakey 分型:Ⅰ型:内膜撕裂源于升主动脉,经主动脉弓,可延伸到降主动脉;Ⅱ型:病变仅限于升主动脉及主动脉弓;Ⅲ型:分离发生于降主动脉,局限于胸主动脉或胸腹主动脉。

(2) Stanford 分型:A 型:内膜撕裂部位于升主动脉、主动脉弓或接近胸降主动脉,剥离主要累及升主动脉弓部,也可延伸到降主动脉及腹主动脉。B 型:内膜裂口位于主动脉峡部,剥离累及降主动脉或延伸至腹主动脉,但不累及升主动脉,很少累及主动脉弓。

39. 诊断主动脉夹层的方法有哪些?

答:诊断方法首选 CT 检查,超声心动图对诊断升主动脉夹层有重要意义,血管造影曾被认为是最可靠的方法,MRI 检查目前被认为是诊断主动脉夹层的“金标准”。

40. 主动脉夹层的特征及危急指征有哪些?

答:(1) 突发剧烈疼痛,呈撕裂样、刀割样或刀刺样，可位于前胸、肩胛部或颈颌部，疼痛可随剥离径路相应转移。

（2）大汗淋漓、恐惧忧虑，伴恶心、呕吐或昏厥。

（3）可有充血性心力衰竭、脑血管意外和截瘫。

（4）血压常常升高至 220/140mmHg，且患者呈休克状态，可出现呼吸困难，还会出现头晕、神志模糊、晕厥，甚至昏迷。

41. 对主动脉夹层患者如何急救？

答：（1）控制疼痛：可选用吗啡、哌替啶。吗啡 5～10mg 静脉注射，止痛效果好，6～8h 一次。

（2）降压治疗及控制心率：控制高血压，减弱心肌收缩力是限制夹层血肿延伸与破裂的重要措施。有高血压者静脉给予降压药物治疗，可给予硝普钠静脉泵入，以 25～50μg/min 开始，逐步增加剂量，使血压降低到尚能维持心、脑、肾血供的合适水平（收缩压控制在 100～120mg。平均压 60～70mg，P60～75 次/分），这样能有效地稳定或终止主动脉夹层的继续分离，使症状缓解，疼痛消失。

（3）降低左心收缩力与收缩速率：急性期可选用美托洛尔 5～15mg，每小时一次静脉注射。

42. 对主动脉夹层患者的治疗原则有哪些？

答：主动脉夹层的治疗原则有：

（1）扩张血管，抑制心脏收缩，以降低血压及左心室射血速度。

（2）对急性近端剥离及有并发症者尽快手术治疗。

（3）对远端剥离而无并发症、稳定且孤立的主动脉弓部剥离，及稳定的慢性剥离 2 周以上且无并发症者可进行内科保守治疗。

43. 对主动脉夹层患者的观察重点有哪些？

答：（1）病情观察：①生命体征，尤其是血压，将收缩压控制在 100～120mmHg；心率，维持在 60～80 次/分钟。②疼痛：剧烈的程度、性质以及有无转移性疼痛。③末梢循环：皮肤湿冷、尿量情况。④神经系统：精神、意识、瞳孔大小，了解有无脑灌注不良。⑤尿量：有无肾灌注不良。

（2）用药观察，尤其观察降压药的效果及副作用，以及镇痛药的效果。

44. 对主动脉夹层患者的护理要点有哪些？

答：（1）一般护理：对急性发作或病情重的患者，应绝对卧床休息，限制活动，禁止用力，避免剧烈咳嗽、情绪激动。给予清淡易消化的饮食，避免引起便秘，告知患者不能用力排便，防止胸腔或腹腔压力过大造成瘤体破裂。

（2）专科护理：①每 4h 触摸并对比四肢动脉脉搏强弱，判断有无组织灌注不良。②急性期患者不宜翻身更换体位，应用气垫床按摩受压部位，预防褥疮，保持皮肤完整性。③每2h 协助患者做下肢被动功能锻炼，预防血栓形成。

（3）心理护理：由于此病发病急，加之有不同程度的疼痛，患者会表现出焦虑、烦躁、情绪低落等。应理解患者的心理改变，积极给予心理疏导，缓解其焦虑状况。

（4）健康指导：向患者讲解药物控制血压的目的，及活动与疾病的关系，指导患者正确服用降压药物，避免剧烈活动，保持情绪稳定。监测血压的变化，将血压控制在正常范围，定期复诊。

45. 请阐述主动脉夹层与肺栓塞、急性心肌梗死的鉴别。

答：（1）临床表现：①胸痛：突发性胸背部撕裂性剧痛，尤其是伴有高血压者，含服硝酸甘油无效，并有转移性腹痛，镇痛药不能缓解，应及早考虑主动脉夹层；心肌梗死时胸痛开始不甚剧烈，逐渐加重，或减轻后再加剧，不向胸部以下放射，用止痛药可有效。②有休克样表现，而血压反而升高或正常或血压不对称者考虑主动脉夹层；急性心肌梗死休克症状与血压呈正比。③心率：主动脉夹层两侧脉搏不等，肺栓塞、急性心肌梗死无此特点。

（2）实验检查：心电图、心肌酶、血气分析均无特异性改变为主动脉夹层；心电图、心肌酶有特异性动态改变为急性心肌梗死，有低氧血症则是肺栓塞征象。

（徐国英）

十、恶心与呕吐

1. 什么是恶心?

答：恶心是一种特殊的主观感觉，是想将胃内容物经口吐出，是呕吐的前驱症状。

2. 恶心的临床表现有哪些?

答：①轻度恶心，表现为上腹部不适、胀满感及对食物感到厌恶。②重度恶心，表现为自主神经紊乱，如头晕、出汗、面色苍白、心率改变、血压下降。

3. 什么是呕吐?

答：呕吐是指胃内容物或一部分小肠内容物经过食管逆流入口腔的一种复杂的反射动作。呕吐是一种保护性反射，可将有害的胃内容物排出体外。

4. 呕吐的发生机制是什么?

答：（1）呕吐过程：呕吐是靠众多平滑肌和躯体肌肉相互协调连续收缩完成的。呕吐活动可以分为三个步骤：胃肠运动的改变、干呕和呕吐。首先是幽门收缩与关闭，胃逆蠕动，胃底充盈，继而贲门开放，同时腹肌收缩，膈肌下降，腹压升高，迫使胃内容物通过食管、咽部排出口外。

（2）呕吐中枢：呕吐中枢位于延髓，有两个不同的呕吐机构：①神经性反射中枢即呕吐中枢，位于第四脑室底部。②化学感受器触发带，接受各种化学性刺激。

5. 呕吐的前驱症状有哪些？

答：呕吐前以恶心感为主要特征，常伴有交感神经兴奋，表现为出冷汗、皮肤血管收缩引起的面色苍白、瞳孔散大、心动过速、胃分泌减少以及副交感神经兴奋引起的唾液分泌增加等。

6. 引起恶心和呕吐的常见病因可分为哪两类？

答：分为中枢性与反射性两大类。

7. 引起中枢性恶心与呕吐的常见病因有哪些？

答：(1) 神经性呕吐，如精神过度紧张、疲乏、强烈情绪波动以及受气味或环境的刺激等引起，病程往往顽固，达到不可遏制的程度，影响营养从而造成严重衰弱。

(2) 颅内压力增高引起的呕吐，主要是因为呕吐中枢血供不良之故，如脑震荡、脑肿瘤、脑脓肿、脑积水、脑出血、脑血管栓塞、脑炎及脑膜炎等引起突然呕吐，而且呕吐呈“喷射性”。

(3) 化学感受器触发区受刺激引起呕吐，如低血钠、低血氯和酮中毒。

8. 引起反射性恶心与呕吐的常见病因有哪些？

答：(1) 胃肠道受药物或毒素的刺激：如口服水杨酸盐、氯化铵、磺胺、铁剂、吗啡、硫酸锌、红霉素及甲硝唑等药时，刺激胃、十二指肠及空肠黏膜的迷走与交感神经末梢，引起反射性的传入冲动，产生恶心与呕吐。

(2) 消化道阻塞性病变：常见于幽门、小肠及结肠梗阻。

(3) 全身及腹腔内脏炎性病变：如急性胃肠炎、胆囊炎、肝炎、胰腺炎、腹膜炎、肠系膜血栓、肾绞痛、肠道过敏性病变、女性生殖器急性炎症、败血症时，毒素通过迷走及内脏神经的传入纤维至呕吐中枢，或毒素进入血液循环直接对呕吐中枢造成影响而发生恶心与呕吐。呼吸道感染，如肺炎、肺脓肿、百日咳引起的呕吐，是因急剧咳嗽刺激悬雍垂之故。

（4）代谢性疾病及慢性疾病：如尿毒症、急性肝坏死、糖尿病酸中毒、甲状腺功能亢进及慢性肾上腺功能减退症（Addison 病）危象也可引起呕吐，多是因呕吐中枢血供不良之故。

（5）早期妊娠呕吐。

9. 出现表现为恶心、呕吐的疾病时，应将患者分到哪些诊室？

答：（1）伴眼部疼痛、头痛，多考虑闭角性青光眼，应分到眼科诊室。

（2）伴有耳鸣、眩晕，多考虑梅尼埃综合征，应分诊到耳鼻咽喉科。

（3）有不洁饮食史，伴腹痛、腹泻，多考虑急性胃炎、胃肠炎，应分到感染科。

（4）伴腹部疼痛、发热、黄疸，多为阑尾炎、急性胰腺炎、胆囊炎、胆石症，应分到普外科。

（5）呕吐物为隔夜食、有酸臭味，多考虑幽门及十二指肠梗阻、肠梗阻，应分到普外科。

（6）已婚妇女，停经 1～2 个月，清晨较重，多为早期妊娠、宫外孕破裂，应分到妇产科。

（7）伴有高血压、糖尿病或冠心病病史，伴心悸、胸闷、胸痛，多考虑急性下壁心肌梗死、肺栓塞，应分到内科。

（8）呈顽固性、喷射状，伴头痛、发热，与进食无关，多考虑脑膜炎、颅内肿瘤、脑血管意外、颅脑损伤，应分到神经内、外科。

（9）伴眼球突出、怕热、多汗、贫血、食欲不振，多考虑甲状腺或肾上腺危象，应分到内分泌科。

（10）与精神因素有关，进食则吐，多考虑神经性呕吐，应分到神经内科。

10. 大量呕吐引发的并发症有哪些？

答：并发窒息、脱水、电解质紊乱、酸碱平衡失调、意识障碍者可引起误吸而导致肺部感染，长期呕吐可因进食少而发生营养不良。

11. 对恶心、呕吐的患者如何处置和护理？

答：（1）评估患者是否存在紧急状态。

（2）对意识障碍患者，保持患者侧卧，头抬高，颌下放弯盘盛接呕吐物，必要时应用负压吸引器，保持患者的气道通畅。

（3）对清醒患者应陪伴在身边保护患者，并提供帮助与支持，如呕吐时用纸巾擦拭嘴角。

（4）呕吐停止后给予口腔护理、面部清洗、清理呕吐物，更换弄脏的床单位，开窗通风。

（5）有效地控制恶心、呕吐的关键是正确评估、明确呕吐的原因，应对症用药。

十一、呕血与便血

1. 什么是呕血？

答：呕血是指患者呕吐血液，常由于屈氏韧带以上消化道病变所致，如食管、胃、十二指肠、胰腺、胆道以及胃空肠吻合术后的空肠等部位急性出血。呕血也可因某些全身性疾病所致。

2. 呕血的发病原因有哪些？

答：（1）消化系统疾病：食管疾病、胃十二指肠疾病、胰腺疾病、肝胆疾病。

（2）血液病：白血病、血小板减少性紫癜、血友病等。

（3）急性传染病：急性重型肝炎、出血性麻疹。

（4）其他原因：尿毒症、血管瘤、结节性多动脉炎、抗凝血药治疗过量。

（5）呕血主要有三大病因：消化性溃疡、食管和胃底静脉曲张破裂出血、急性胃黏膜出血及胃出血。

3. 呕血的诱因有哪些？

答：（1）消化性溃疡出血的主要诱因与服用某些药物、饮食不当、精神因素、嗜烟、嗜酒等有关。特别是长期持续的精神紧张和情绪激动，使胃酸和胃蛋白酶分泌增加造成对胃和十二指肠黏膜的侵蚀作用，使原发病加重而诱发消化道溃疡急性出血的发生。

（2）食管、胃底静脉破裂出血的诱因与饮食不当、劳累、腹压增高、情绪激动等有关。肝硬化食管-胃底静脉曲张患者初次出血与劳累、饮食有关，再次出血则与饮食关系更为密切，如进食干硬油炸辛辣食物，误吞尖硬果核、骨刺等而导致出血。

4. 呕血与季节变化有关吗？

答：肝硬化上消化道出血的发生可因季节的变化而波动，寒冷的冬春季出血率明显高于温热的夏秋季，且冬季最高，春季、秋季次之，夏季最低。在寒冷季节，交感神经紧张度增加，皮肤血管收缩，机体表层血流量减少，深层血流量增加，造成肝硬化患者门脉压力升高，食管静脉曲张更加严重，使并发上消化道出血的危险性大大增加。此外，在低温及气候变化多的冬、春、秋季，感冒多发，打喷嚏或咳嗽易使腹内压骤然升高，造成门静脉压力突然大幅度上升而引起出血。

5. 呕血或便血前有先兆吗？

答：大出血前患者常有前驱症状，如出现胃部不适、头晕、心悸及恶心、咽部发痒等症状是呕血先兆；出现肠鸣音增强、腹胀、强烈便意感是便血先兆。

6. 对呕血或便血患者的紧急处置有哪些？

答：（1）轻度出血者嘱其卧床休息，注意保暖。

（2）重度出血者应绝对卧床休息，将双下肢抬高 30°，头偏向一侧，以免呕吐物误入气管造成窒息。迅速建立静脉通道并保持通畅，遵医嘱尽快补充血容量，纠正水、电解质失衡，预防失血性休克，做好配血、备血及输血准备。正确掌握输注速度，必要时根据中心静脉压调节输液量及速度，避免输血、输液量过多而引起急性肺水肿或诱发再次出血。

（3）保持呼吸道通畅，给予面罩吸氧或鼻道管吸氧。

（4）药物止血：遵医嘱予西咪替丁、雷尼替丁、奥美拉唑、血管加压素及生长抑素类药奥曲肽等静脉给药止血。

（5）局部止血：对呕血者插入胃管，吸出胃内容物并用冰冷水洗胃，部分患者可达止血目的；用双气囊三腔管插入压迫止血。

（6）内镜止血：内镜下行电凝固、激光凝固、乙醇注入及钳夹等方法止血；还可行静脉瘤硬化术或静脉瘤结扎术。

（7）外科手术治疗。

7. 如何护理呕血或便血患者？

答：（1）病情监测：①生命体征监测：呕血、便血时往往血压下降，脉搏加快，呼吸急促，伴随症状因出血量和失血速度不同而异。可见头晕、黑矇、倦怠、冷汗、面色苍白、意识模糊、发绀、少尿、无尿等，血红蛋白及血细胞比容下降。②如伴有低氧血症，应立即给予面罩吸氧或鼻道管吸氧，同时监测血氧饱和度、皮肤颜色以防止低氧血症带来的一系列并发症。③出血的观察：成人每日出血量 50～100ml 可出现黑便，胃内淤积血量在 250～300ml 时可引起呕血。吸出液中混入鲜血，应考虑有活动性出血。根据呕血的颜色可以帮助推测出血的部位和速度，如食管病变的出血多为鲜红或暗红色，胃内病变的出血多呈咖啡渣样，便血患者便血常呈柏油样、黑色或鲜红色。

（2）输液速度监测：脉搏 120 次/分以上，收缩压低于 75～82.5mmHg，尿量低于 20ml/h，心功能正常者可输液 1000ml/h，收缩压上升至 75～82.5mmHg 时可适当放慢输液速度，以防止肺水肿、心力衰竭的发生，对老年及心血管疾病患者尤要注意。

（3）护理：①绝对卧床休息，呕血时头偏向一侧，防止窒息或误吸，必要时用负压吸引器清除气道内分泌物、血液或呕吐物。②呕血后及时漱口，清除口腔异味，保持口腔清洁湿润。③采用双气囊三腔管（详见第二站）。④便血者因多次排便，肛门周围发红、破损、糜烂，用软毛巾或温水洗净肛周，并涂软膏，保持局部清洁，预防感染。⑤饮食与营养：患者急性大出血时应禁食，静脉补充营养，出血停止 24～28h 后可给予温凉流质，逐步过渡到半流质及易消化的饮食，并少量多餐，避免粗糙、生冷、坚硬、刺激性食物，戒除烟酒。⑥心理护理：出血患者的情绪一般非常恐惧和紧张，尤其反复出血者会感到治疗前景暗淡，对治疗失去信心。应及时向患者解释出血是可以治疗的，同时及时清除血迹，避免刺激患者。应多安抚患者，并要求家属不要远离，使患者有安全感。当患者出现大呕血时，护士要沉着冷静地给予相应抢救，保持患者的稳定情绪，更好地配合治疗及护理。

8. 如何判断呕血或便血的出血量？

答：（1）通过失血量的判断：病情严重度与失血量呈正相关。临床多根据血容量减少导致周围循环的改变（伴随症状、脉搏、血压和实验室检查）来判断失血量。通常分为：①大量出血、急性循环衰竭、需输血纠正者一般出血量在 1000ml 以上或血容量减少 20%以上。②显性出血，呕血或黑便，不伴循环衰竭。③隐性出血，大便隐血试验阳性。

（2）通过休克指数判断出血量：休克指数＝脉搏/收缩压，正常值：0.54±0.02，当休克指数上升为 1，失血为 1L，失血量 30%。1.5 则失血为 1.5L，失血量 30%～50%。2.0 则失血为 2L，失血量 50%～70%。

（3）依据症状判断出血程度，消化道出血＞5～10ml，大便隐血试验出现阳性；每日出血量 50～70ml 可出现黑便；胃内储积血量在 250～300ml 可引起呕血；出血量超过 400～500ml 可出现全身症状，如头晕、心慌、乏力等；短时间内出血量超过 1000ml，可出现周围循环衰竭的表现。

9. 哪些指标能判断仍有活动性出血？

答：（1）呕血或黑便次数增多，呕吐物呈鲜红色或排出暗红血便，或伴有肠鸣音活跃。

（2）经快速输液输血，周围循环衰竭的表现未见明显改善，或虽暂时好转而又恶化，中心静脉压仍有波动，稍稳定又再下降。

（3）红细胞计数、血红蛋白与红细胞压积继续下降，网织红细胞计数持续增高。

（4）在补液与尿量足够的情况下，血尿素氮持续或再次增高。

（5）胃管抽出物有较多新鲜血。

（6）如果患者症状好转、脉搏及血压稳定、尿量＞30ml/h，提示出血停止。

10. 什么是黑便？

答：典型的黑便呈柏油样，用水冲可显出红色，大便潜血试验阳性。黑便是上消化道出血的信号。当约有 50ml 以上的血液迅速进入胃肠道，便产生一次“柏油便”。所谓上消化道出血是指来自食管、胃、十二指肠、空肠上段、胰管和胆道的出血。在下消化道（小肠、结肠）出血时，只要血液在肠道停留 8h 左右，排出后也可呈黑色。

11. 什么是假性黑便？

答：正常人由于便秘大便也可呈黑色。当服用某些药物，如铁剂、活性炭等或食用某些食物，如血肠、血豆腐、含铁量高的蔬菜如菠菜等，都可使大便颜色变黑。但这种黑便无光泽，人也无任何不适感觉，大便潜血试验也可呈阳性。此时可停用以上药品或食物，3 天后再复查大便潜血试验可为阴性。

12. 产生黑便的原因有哪些？

答：胃出血后，血液中的血红蛋白与胃酸结合成正铁血红素，呕出血为咖啡色。血下行到肠道并与肠腔中的硫化物结合就变成发亮的黑色便排出体外。这种黑便酷似柏油，有人称为“柏油样便”。当食管出血或胃出血速度快且量大时，由于未能与胃酸相接触，则呕出的血多为鲜红色。

13. 产生黑便的病因有哪些？

答：（1）溃疡病：溃疡病中以十二指肠球部溃疡最多见。因为球部位于幽门的下面，所以此处溃疡出血时多以黑便、柏油样便为主，出血量大而快时可伴有呕血。

（2）胃部肿瘤：胃部肿瘤除可发生呕血外，常可伴有黑便。若无呕血，黑便则是主要症状。

（3）食管炎、出血性胃炎、贲门黏膜撕裂症，这三种病变亦可引起黑便。

（4）肝硬化食管静脉曲张可引起呕血伴黑便。

（孙　红）

十二、腹　痛

1. 什么是腹痛？

答：腹痛是支配腹部的神经受到病变刺激引起的一种反应，可由腹部或腹外器官疾病引起。临床上按起病急缓与病程的长短可分为急性与慢性腹痛两大类。

2. 引起腹痛的原因是什么？

答：引起腹痛的原因很多，常分为内脏性、壁层性、浅表性和牵涉性疼痛，每一种腹痛的特征在诊断上有相当重要的意义。

3. 什么是内脏性腹痛?

答：来源于脏腹膜覆盖的腹腔脏器内脏痛可由膨胀、牵拉、缺血、炎症或者空腔脏器痉挛引起，可伴有自主神经的反射性反应（如出汗、恶心、呕吐、低血压和痛觉过敏等）。

4. 内脏性腹痛的特点是什么?

答：由于内脏的神经末梢较少，疼痛定位不精确，成对的器官（如肾）常在患侧察觉，而所有其他内脏的疼痛由于神经支配为双侧，除非覆盖内脏的壁层腹膜受累，否则均在中线感觉到。

5. 什么是壁层性腹痛?

答：来源于壁层腹膜的冲动较内脏易定位。腹膜广泛受累（如消化道溃疡穿孔）可伴有腹肌呈板状强直。壁层性腹痛可因运动或咳嗽加剧，腹肌收缩时疼痛减轻。

6. 什么是浅表性腹痛?

答：因腹壁痛与腹肌损伤过度用力，或者皮肤和周围神经的炎症，疼痛呈锐痛、持久而浅表，腹肌收缩时疼痛加剧。

7. 什么是牵涉性腹痛?

答：见于远离病变内脏的部位。深部脏器的疼痛均可放射到比较浅表的部位，而且在某些情况下还可放射到远隔受累脏器处，如膈下脓肿引起的疼痛可在肩部感觉到。

8. 什么是急腹症?

答：急腹症是指以急性腹痛为主要特征的临床常见病症。病种多、起病急、发展快、病情重、病因复杂是其特点。如果诊断不及时、处理不及时或处理不当将产生严重后果。

9. 什么是“真性腹痛”?

答：由腹腔内器官的病变产生的腹痛称为“真性腹痛”。

10. 什么是“假性腹痛”?

答：腹壁和腹部邻近部位病变以及全身性疾病引发的腹痛称为“假性腹痛”。

11. 引起腹痛的病变有哪些?

答：（1）平滑肌剧烈收缩和过度伸展：见于腹腔内脏器官病变，如胃肠道、胆道、输尿管等。

（2）炎症：当内脏发生炎症时，内脏感觉过敏，同时神经末梢的痛阈降低，对原来的正常刺激可出现疼痛感。此外，炎症使组织产生组胺，并刺激神经末梢产生痛感。

（3）缺血：当组织缺血时，具有致痛作用的代谢产物可在局部聚集。

（4）实质性脏器的被膜急剧扩张：如肝充血、肾大等。

（5）直接侵犯痛觉神经纤维：如癌转移等。

（6）腹腔外脏器疾病。

12. 临床实际工作中如何划分腹痛的病因?

答：临床实际工作中常将腹痛的病因划分为腹腔内起源和腹膜外原因。腹腔内起源的疼痛可以由内脏、肠系膜、腹膜和盆腔脏器引起，可由炎症、溃疡、血液循环障碍和机械性病变引起；腹膜外原因：由于相似的脊髓节结神经支配，胸腔内病变产生的疼痛可以和上腹部所引起的疼痛相同。脊髓内病变也可产生与腹腔内病变牵涉痛相似的疼痛，但一般无压痛和强直。

13. 腹腔内病变引起的腹痛常见于哪些疾病?

答：（1）腹腔内各种脏器病变：如贲门、胃、十二指肠、小肠、结肠、胆囊及胆管、肝、脾、胰腺、泌尿生殖系统及盆腔器官等病变。

（2）腹膜刺激：急性胰腺炎，如消化系统各脏器穿孔，腹腔各脏器炎症、脓肿或肿瘤破裂，腹腔内内脏破裂，肠梗阻，淋巴及血液途经感染。

（3）腹腔内血供失常：如腹内内脏动脉或静脉的阻塞或血栓形成，器官扭转性或压迫性阻塞。

（4）腹腔内脏器支持组织的紧张与牵引：如腹腔内内脏被膜、韧带、网膜、肠系膜发生病变时张力剧增或牵引引起腹痛，以及腹主动脉瘤等。

14. 腹腔外器官或全身性疾病所致的腹痛常见于哪些疾病?

答：（1）腹肌病变：腹部肌炎或肌纤维炎。

（2）胸部疾病：膈胸膜刺激，如肺下叶的大叶性肺炎、肺栓塞、自发性气胸、胸膜横膈膜炎、食管炎、食管痉挛、食管裂孔疝。

（3）心血管疾病：心绞痛、心肌梗死、心包炎、肝淤血、主动脉夹层。

（4）内分泌代谢紊乱：糖尿病酮症酸中毒、甲状腺功能亢进、肾上腺功能亢进、尿毒症等。

（5）中毒：如铅中毒、生物毒素、细菌毒素等。

（6）药物：如番泻叶、硫酸镁等。

（7）变态反应性疾病：如系统性红斑狼疮等。

（8）此外还有神经性、心因性。

15. 如何诊断腹痛?

答：依靠病史、体征及伴随症状、辅助检查。

16. 腹痛的病史包括哪些内容?

答：包括腹痛与既往史、发生特点、腹痛的性质、腹痛的规律、腹痛的部位、腹痛与体位的关系、影响腹痛的因素等。

17. 腹痛与既往史有何关系?

答：既往曾有阑尾炎、胆石症，此次疼痛应多考虑是否为慢性炎症的急性发作；若有饱餐和/或饮酒史，应考虑胰腺炎；有外伤史，要考虑腹腔脏器破裂；如有手术史，则最易复发粘连性肠梗阻。过去病史应包括内科疾病，如糖尿病、心脏病、肝硬化、是否长期服用糖皮质激素。其目的一方面为诊断，如糖尿病的酮症酸中毒可以引起腹痛；急性右心衰竭可以有肝大、肝包膜张力增加的疼痛；肝硬化患者可因门静脉血流不畅后有肠系膜静脉血栓形成而引起疼痛。

18. 腹痛发生的特点有哪些？

答：起病急骤者进展迅速，多见于脏器穿孔、腹腔内出血、肠管扭转、肠系膜血管闭塞、动脉瘤破裂；缓慢起病者常见于较轻的内科及全身疾病，与空腔脏器的扩张、血管功能不全和腹膜刺激有关。

19. 腹痛的性质有哪些特点？

答：不同性质的疾病具有不同特点的腹痛，如上腹部灼痛、酸痛常与消化道溃疡有关；突然出现的刀割样剧痛，并迅速波及全腹多为溃疡性穿孔；逐渐加重的疼痛，并可在短期内达到难以耐受的程度，持续若干时间后逐渐减轻，多见于胆绞痛与肾绞痛；阵发性钻顶样疼痛见于胆道或胰管蛔虫病；持续性腹痛见于麻痹性肠梗阻、急性胃扩张等；夜间痛者，常见于溃疡病、胰腺癌；用碱性药物减轻或缓解者，见于溃疡病、慢性胰腺炎；交换体位疼痛减轻，见于胆、肾、肠绞痛；呕吐后疼痛减轻者见于急性胃炎、幽门梗阻、胆石症；排便后疼痛减轻见于急性肠炎、痢疾。

20. 腹痛有哪些规律？

答：（1）持续性腹痛：多为炎性、出血性或淤血性病变，如急性肝脓肿，若为持续性剧痛，大多为腹腔脏器包膜膨胀、牵拉或腹膜受刺激所致，如弥漫性腹膜炎。

（2）阵发性腹痛：提示空腔脏器发生痉挛或阻塞性病变，疼痛多为间歇性发作，持续若干小时后逐渐缓解，以后再复发，如肠痉挛、胆绞痛等；持续性疼痛伴阵发性加剧：多表示梗阻与炎症同时存在，如胆石症并发胆囊炎、胆道蛔虫病并发感染等。

21. 腹痛与体位有何关系？

答：疼痛时辗转不安常见于胆道蛔虫；如体位固定、不敢活动多为腹膜炎。

22. 腹痛时采取半卧位的意义是什么？

答：此举适用于无休克的情况下。半卧位时有利于腹腔内渗出液积聚在盆腔，以便于局限、吸收或引流；使腹肌松弛，膈肌避免受压迫，呼吸循环得以改善。半卧位时要经常活动双下肢，更换受压部位，以防静脉血栓和褥疮形成。

23. 腹痛伴随症状与疾病的关系如何？

答：（1）伴有休克：见于腹腔空腔脏器穿孔、实质性脏器破裂、严重炎症、急性腹膜内器官绞窄、腹膜外脏器病变。

（2）伴有呕吐：见于腹腔脏器的炎症，如急性胆囊炎、急性胰腺炎、急性阑尾炎、胃肠道梗阻、胆道或泌尿道结石。

（3）伴有腹泻：见于急性胃肠炎、痢疾、肠结核、溃疡性结肠炎、食物中毒、慢性胰腺炎。

（4）伴有血便：见于痢疾、肠套叠、急性出血性坏死性胰腺炎、过敏性紫癜、绞窄性肠梗阻、肠系膜动脉血栓。

（5）伴有血尿：见于泌尿系统结石。

（6）伴有黄疸：见于肝、胆、胰疾病，如胰腺炎、胰腺癌、肝内外结石。

（7）伴有呕血：见于溃疡病、胆道出血、胃癌、急性胃黏膜病变等。

（8）伴有腹部包块：见于炎症性包块、肿瘤、肠套叠、肠扭转、卵巢囊肿蒂扭转、蛔虫性梗阻。

24. 腹痛与性别和年龄有何关系？

答：从年龄上看，幼年时期以先天性畸形、肠道寄生虫、肠套叠及嵌顿疝为多见；青壮年以急性胃穿孔、阑尾炎等多见；中老年以胆囊炎、肿瘤及胆石症多见。从性别上看，急性胃穿孔、泌尿系统结石男性多于女性；急性胰腺炎则女性多于男性。

25. 腹痛与发热有何相关性？

答：腹痛伴随的症状的出现顺序有助于对专科疾病的鉴别，先发热后腹痛、先呕吐后发热多为内科疾病；先腹痛后发热、先发热后呕吐多为外科疾病。此外，腹痛持续6h以上不见缓解者多为外科急腹症。

26. 腹痛的放射特点有哪些？

答：胰腺炎的腹痛常向左腰背部放射；胃、十二指肠溃疡穿孔因膈肌腹面受到刺激而常向肩部放射；胆囊炎、胆石症的疼痛可常向肩背部放射；子宫及直肠病变的疼痛常向腰骶部放射；输尿管结石绞痛常向会阴或大腿内侧放射。

27. 腹部九分法是如何划分的？

答：两侧肋角连线、两侧的髂前上棘连线为两条横线，沿两侧锁骨中线所做的垂线为垂直线，将腹部分为九份。分别为右上腹、中上腹、左上腹、双侧腹、中腹、右下腹、下腹、左下腹。

28. 引起右上腹疼痛常见的内、外科疾病有哪些？

答：多见于胆囊、胆道疾病如急性胆囊炎、胆石症、胆道蛔虫等，肝疾病、十二指肠溃疡或穿孔、右膈下脓肿、右下肺炎、右胸膜炎、右肾结石、右肾盂肾炎、肾盂积水积脓、右半结肠疾病等。

29. 引起中上腹疼痛常见的疾病有哪些？

答：多见于胃痉挛、急性胃炎、上消化道溃疡或穿孔、食管裂孔疝、急性胰腺炎、心绞痛、急性心肌梗死、急性阑尾炎初起。

30. 引起左上腹疼痛常见的疾病有哪些？

答：多见于急性胰腺炎、胃穿孔、左肺炎、左膈下脓肿、脾周围炎、左胸膜病变、左肾病变、脾病变或损伤、膈疝或膈下疾病、结肠脾曲疾病、心脏疾病等。

31. 引起双侧腹疼痛常见的疾病有哪些？

答：多见于升、降结肠疾病如肿瘤、结核、高位阑尾炎、肾疾病、输尿管疾病如结石。

32. 引起中腹疼痛常见的疾病有哪些？

答：多见于急性胃肠炎、小肠炎、痉挛、梗阻、肠蛔虫症、腹膜炎、急性阑尾炎初起、糖尿病酮症酸中毒、造血器官疾病、食物中毒、某些毒物或毒素引起的腹痛。

33. 引起右下腹疼痛常见的疾病有哪些？

答：多见于阑尾炎、肠炎、肠结核、肿瘤、肠系膜淋巴结炎、右侧输尿管结石、女性右侧盆腔炎、卵巢滤泡破裂、右腹股沟嵌顿疝等。

34. 引起左下腹疼痛常见的疾病有哪些？

答：多见于消化道出血、左侧输卵管疾病、左侧卵巢疾病、乙状结肠扭转、左侧腹股沟嵌顿疝、菌痢、结肠阿米巴病、结肠癌、左侧输尿管结石、女性左侧附件炎、卵巢滤泡破裂等。

35. 引起下腹疼痛常见的疾病有哪些？

答：多见于升降结肠疾病如肿瘤、结核、高位阑尾炎、肾疾病、输尿管疾病如结石等。

36. 引起全腹疼痛常见的疾病有哪些？

答：多见于结核、空腔脏器穿孔、急性出血坏死性胰腺炎、内脏破裂出血所致的弥漫性腹膜炎等。

37. 什么是腹膜刺激征？

答：表现为腹部压痛、反跳痛和腹壁肌紧张度增高，常见于急腹症。

38. 肠梗阻的临床表现有哪些?

答：表现为呕吐、腹胀、腹痛、排便排气停止，肠鸣音亢进或消失等。常见于消化道梗阻性疾病。

39. 内出血的临床表现有哪些?

答：表现为口渴、面色苍白、出冷汗、心跳加快、呼吸急促、血压下降等，常见于消化道出血及外伤引起的闭合性腹腔脏器出血。

40. 什么是全身炎症反应综合征?

答：表现为体温升高>38℃或降低<36℃；脉搏细速，>90 次/分；呼吸急促，>20 次/分；白细胞计数增高，$>12\times10^9/L$。常见于原发或继发的与感染相关的腹部疾病，如胆管炎、阑尾炎、出血坏死性肠炎、腹膜炎、盆腔炎等。

41. 常见的消化道疾病的临床表现有哪些?

答：表现为反酸、嗳气、恶心、呕吐、呃逆、腹胀、腹泻、排便排气停止、厌油腻、黄疸、大便性状改变等。常见于消化系统内科疾病，有时也是急腹症的伴随症状。

42. 常见的外科急腹症有哪些?

答：急性阑尾炎、急性胆囊炎、急性胰腺炎、空腔脏器穿孔、急性肠梗阻、肝脾破裂等。

43. 急性阑尾炎的腹痛特点是什么?

答：转移性右下腹痛；右下腹有固定的压痛区；有不同程度的腹膜刺激征。

44. 急性胆囊炎的腹痛特点是什么?

答：常有吃油腻食物或饱餐史；起病较急，夜间发病较多；右上腹或中上腹部阵发性绞痛，后转为持续性疼痛伴阵发性加剧，疼痛可向右肩及右胸背部放射；可伴畏寒、发热、恶心、呕吐，少数患者有黄疸；右上腹压痛、肌紧张和反跳痛，有时可触及有压痛的胆囊；Murphy 征阳性。

45. 急性胰腺炎的腹痛特点是什么?

答：常在饱餐或饮酒后发生；起病急骤；多为中上腹偏左持续性刀割样剧痛，伴有阵发加剧，疼痛可成束带状并向左侧或两侧腰背部放射；伴恶心、呕吐及腹胀；中上腹和左上腹有轻度腹膜刺激征；急性出血性坏死性胰腺炎可有休克，表现为烦躁、出冷汗、口渴、四肢湿冷、脉搏细速、呼吸浅快、血压下降、尿少。

46. 空腔脏器穿孔的腹痛特点是什么?

答：起病急骤；剧烈的持续性腹痛、强迫体位、恶心、呕吐等消化系统症候群；从局部到全腹的腹膜刺激征，严重时可出现板状腹；腹腔移动性浊音；肠鸣音减弱或消失；叩诊肺肝界消失；易并发休克。

47. 急性肠梗阻的腹痛特点是什么?

答：阵发性绞痛；呕吐及腹胀；停止排便、排气；肠型肠蠕动波；肠鸣音亢进、气过水声。

48. 肝、脾破裂的腹痛特点是什么?

答：有腹部直接或间接钝器暴力损伤史；腹部持续性剧痛，肝破裂向右肩放射，脾破裂向左肩及下腹部蔓延；有腹膜刺激征；有内出血症候群；叩诊移动性浊音阳性。

49. 异位妊娠的腹痛特点是什么?

答：见于适龄停经妇女；下腹部一侧撕裂性疼痛；阴道出血；下腹部明显压痛、反跳痛，但无明显肌紧张，叩诊移动性浊音阳性，可有晕厥及内出血表现。

50. 常见的内科急腹症有哪些?

答：大叶性肺炎、急性心肌梗死、主动脉夹层、急性胃肠炎、肠蛔虫症等。

51. 大叶性肺炎的腹痛特点是什么?

答：发病以冬季和初春为多；在腹痛发生之前，多数患者有上呼吸道感染的症状；起病急骤，有畏寒、高热、寒战、全身肌肉疼痛、胸痛、咳嗽、深呼吸时疼痛加剧；上腹部压痛广泛但深压时并不加重，无反跳痛；肠鸣音正常，白细胞计数增多。

52. 急性心肌梗死的腹痛特点是什么？

答：起病急骤；患者多为 40 岁以上；上腹部呈剧烈的持续性疼痛但压痛不明显；有剧烈胸闷及呼吸困难；常伴有出汗、恶心、呕吐、腹胀和呃逆；无腹膜刺激征；可伴心律失常、低血压、休克；心电图有特征性改变；心肌标志物检查呈阳性。

53. 主动脉夹层的腹痛特点是什么？

答：患者多为 40 岁以上男性；多有高血压及动脉硬化史；起病急骤；一般先有胸痛后转移性至腹痛，呈撕裂样持续性剧痛，常沿主动脉方向向上或向下蔓延；可出现休克表现，但有时血压并不降低；双上肢血压及脉搏可不一致。

54. 急性胃肠炎的腹痛特点是什么？

答：多有进食生冷及存放时间过长等不洁食物史；进食后数小时发病，表现为上腹部不适，由沙门菌感染引起者常有发热；常伴腹泻，呈水样便；上腹部或脐周有轻压痛，但无固定压痛点及反跳痛；有肠鸣音亢进。

55. 急性胃扩张的腹痛特点是什么？

答：常发生在暴饮暴食后 1～2h；突发上腹部或脐周持续性胀痛伴呕吐；腹部膨隆，叩诊呈鼓音，无腹肌紧张及肠鸣音亢进。

56. 肠蛔虫症的腹痛特点是什么？

答：上腹或脐周围阵发性绞痛，或呈刀割感或钻顶样痛，缓解时活动自如，发作时坐卧不宁，身体屈曲、双手按腹，全身出汗；上腹部压痛，在剑突下右上腹部有触痛，并发感染时可有肌紧张。常伴有呕吐，一般在腹痛后出现；还可有发热。

57. 腹痛患者血液生化检查的意义是什么？

答：血淀粉酶是急性胰腺炎的诊断依据；血糖检查有助于诊断糖尿病酮症酸中毒；水、电解质测定及血气分析对纠正电解质紊乱及酸碱平衡紊乱有指导意义。

58. 对腹痛患者有哪些特殊检查？

答：(1) X线检查：如显示游离气体可诊断为急性胃穿孔；胃管内出现液平面是肠梗阻的X线征象。

(2) 心电图检查：有助于诊断心脏疾病引起的腹痛。

(3) 内镜检查：内镜检查是指纤维胃镜、十二指肠镜、腹腔镜、胆道镜、直肠镜及纤维结肠镜等。对胃、十二指、胆及胰腺等腔道疾病可作出正确诊断。

(4) B超：对腹部肝、胆、胰腺、子宫和附件、膀胱等的形态、大小及腹腔积液、占位性病变、结石及异位妊娠有诊断价值。

(5) CT检查：对实质性病变可准确诊断。

(6) 腹腔穿刺：用于怀疑腹腔内脏器破裂出血、原因不明的急性腹膜炎及腹腔积液等的诊断。

59. 对腹痛患者的急诊处理原则有哪些？

答：主要原则是对腹痛的病因进行甄别，首先要排除致命性疾病，这类疾病有时可表现为急性腹痛，而且患者随时有发生心搏骤停进而猝死的危险。应详细询问病史、全面体检、完善辅助检查以明确诊断、对症对因治疗。有外科手术治疗适应证的需做好术前准备，尽量待患者生命体征平稳后再行手术。

60. 对急腹症患者的急救措施有哪些？

答：(1) 禁食、水，持续胃肠减压。

(2) 开放静脉，遵医嘱给予补液、纠正水电解质和酸碱平衡紊乱、抗感染等治疗。

（3）遵医嘱给予解痉镇痛药物。

（4）协助患者采取有利于减轻疼痛的体位，并注意安全，防止坠床。

（5）严密观察疼痛的变化情况，详细了解疼痛的特点。除询问主诉外，还应注意观察神志、生命体征、面部表情、体位，判断疼痛的程度及疾病对机体的影响。

（6）严禁在未明确诊断前使用强效镇痛药或糖皮质激素，以免掩盖症状、体征而延误诊治。

（7）协助医生尽快完善各项检查，以便于早诊断。

61. 对急腹症患者治疗护理的“五禁四抗”原则是什么？

答：五禁即禁食水、禁用热敷、禁灌肠、禁用泻药、禁用止痛药；四抗即抗感染、抗休克、抗水电解质紊乱和酸碱平衡、抗腹胀。

62. 对急腹症患者禁食的意义是什么？

答：胃肠穿孔的患者应绝对禁食，以防胃肠道内容物继续漏出。由其他病因引起的腹膜炎已出现肠麻痹者，进食会加重肠内积液、积气，使腹胀加重，必须在肠蠕动恢复正常后才可进饮食。

63. 对急腹症患者胃肠减压的意义是什么？

答：胃肠减压可减轻胃肠道膨胀，改善胃肠壁的血运，减少胃肠内容物继续漏出，有利于炎症局限、促进胃肠蠕动恢复，是腹膜炎患者必不可少的治疗。但其会增加患者的痛苦，妨碍呼吸和咳嗽并增加体液丢失，因此肠蠕动恢复后应立即去除胃肠减压。

64. 外科急腹症有哪些共同表现？

答：（1）腹痛：由病变刺激支配腹膜和腹腔内脏器的神经所致。

（2）胃肠道症状：如恶心、呕吐、腹胀、排便排气停止。

(3) 腹膜刺激征：腹部有压痛、反跳痛、肌紧张。

(4) 肠鸣音改变：肠蠕动增强则肠鸣音亢进，肠蠕动减弱则肠鸣音减弱，如为肠麻痹则肠鸣音消失。

(5) 白细胞总数和中性粒细胞百分比升高。

65. 急腹症患者诊断未明确前为什么不能用热敷?

答：因热疗能减轻疼痛，急腹症在尚未明确诊断前如用热敷，会掩盖病情，贻误诊断。

66. 腹痛外科手术的适应证包括哪些?

答：(1) 腹痛伴休克。

(2) 有广泛而明显的腹膜刺激征，疑有胃肠或其他空腔脏器穿孔或器官破裂大出血者。

(3) 疑有肠绞窄者。

(4) 急性发作，腹痛剧烈持续 6～8h 以上不见减轻反而加重，疑有外科急腹症者。

67. 如何密切观察腹痛患者的病情?

答：(1) 严密观察观察患者生命体征的变化，注意患者的意识状态、表情、皮肤色泽及四肢温度，并详细记录。

(2) 根据腹痛性质、程度、部位及伴随症状，积极寻找病因，尽快作出正确判断。积极给予对症支持治疗，同时要特别注意特殊类型阑尾炎、嵌顿疝及尚有排气的肠梗阻等引起的急腹症的观察。

(3) 急腹症患者，未明确诊断前应禁食；有梗阻者应给予胃肠减压，可减轻症状。

68. 对急腹症患者应如何做手术前护理?

答：(1) 做好心理护理：手术前向患者及家属介绍病情，做好心理护理，以消除紧张、恐惧情绪。

(2) 做好术前准备：患者禁食水、胃肠减压、备皮、皮试、配血。根据病情需要留置尿管，并保持其通畅，详细记录尿液性质及量。

（3）严密观察生命体征和腹部体征的变化。

69. 对腹痛患者的健康指导包括哪些内容？

答：饮食指导、自我护理、手术宣教等。

70. 对腹痛患者的饮食指导包括哪些内容？

答：根据具体疾病进行具体指导，如为胆囊炎、胰腺炎，应予低脂饮食，不宜饮酒，科学合理饮食。注意饮食卫生，特别是在肠道疾病流行季节，更应谨慎；对于消化道溃疡的患者，应少食多餐，以避免引起消化道穿孔。

71. 腹痛患者的自我护理包括哪些内容？

答：腹痛是常见症状，应宣传教育患者不可盲目使用镇痛药，以防误诊误治。教会患者自我观察及自我护理的常识，如女性患者出现剧烈疼痛，伴有面色苍白、血压下降及头晕等症状，并有停经史，应警惕宫外孕，并立即到医院就诊。

72. 对腹痛患者的手术宣教包括哪些内容？

答：术前向患者介绍手术注意事项，取得患者合作。术后指导患者取得合适体位，以减轻不适和疼痛等反应；指导患者变换体位促进排气，防止肠粘连。指导术后合理饮食，以促进机体及伤口恢复。

（赵礼婷）

十三、腹　泻

1. 什么是腹泻？

答：腹泻是由于各种原因致肠蠕动增加、肠黏膜分泌和吸收功能障碍，致排便次数增多（3 次/日以上）。从生理角度讲，每天便出水量超过 250ml，即为腹泻，粪便呈松散、稀薄、水样或伴脓血黏液不成形状，可含有异常成分，如未经消化的食物、黏液、脓血及脱落的肠黏膜等。

病程不足 2 个月者为急性腹泻，超过 2 个月者为慢性腹泻。

2. 什么是大便失禁?

答：大便失禁是指肛门括约肌不受意识控制而不自主的排便。导致大便失禁有两个方面原因：①生理方面：多见于神经肌肉系统的病变或损伤、严重腹泻。②心理方面：多见于情绪失常、精神障碍等。

3. 进入肠道水分的来源有哪些?

答：每日进入肠道的水分有两个来源：①体外摄入，包括食物中含水约 1000ml，饮水约 1500ml。②消化器官分泌到肠道中的消化液共约 700ml，其中绝大部分被肠道吸收，通过大便排水量约为 100～150ml。

4. 对大便的观察内容包括哪几个方面?

答：(1) 量与次数：进食肉类与蛋白质者大便较素食者量少。患有消化不良或急性肠炎时，排便次数增多。

(2) 形状与软硬度：大便的形状可分为成形和不成形等。软硬度分为四种：硬便、软便、稀便和水样便。

(3) 颜色：由于摄入食物或药物种类不同，大便颜色会发生变化，如食用大量绿叶蔬菜，大便可呈暗绿色；摄入动物血或铁剂，粪便可呈无光泽样黑色。如大便颜色出现与上述情况无关的改变，提示有病理变化。如柏油样便提示上消化道出血；白陶土色便提示胆道梗阻；暗红色血便提示下消化道出血；果酱样便见于肠套叠、阿米巴痢疾；大便表面粘有鲜红色血液见于痔疮或肛裂。

(4) 气味：消化不良者大便有酸臭味；直肠癌患者的大便有腐臭味；上消化道出血的柏油样便有腥臭味。

(5) 混合物：大便中如混有大量黏液常见于肠道炎症；伴有脓血常见于痢疾、肠癌等；肠道寄生虫感染者的大便中可查见蛔虫、绦虫节片等。

5. 腹泻从发病机制上可分为几种?

答：可分为：①分泌性腹泻：包括感染性腹泻和非感染

性腹泻。②渗透性腹泻。③渗出性腹泻。④动力性腹泻。

6. 渗透性腹泻的发生机制是什么?

答：是肠道内不吸收的溶质积聚引起。因为水溶性物质吸收障碍，使肠腔内渗透压增加，影响水的吸收，肠内容积增大，使肠管扩张，肠蠕动加速，产生腹泻，口服不易吸收物质，如盐类泻剂、山梨醇、甘露醇等可引起腹泻，乳糖酶缺乏者不能将乳糖分解为半乳糖和葡萄糖，因乳糖不能被小肠吸收而产生腹泻，例如牛奶含有乳糖，乳糖酶缺乏者喝牛奶后可发生腹泻。

7. 渗出性腹泻的发生机制是什么?

答：该类腹泻是由于炎症、溃疡、肿瘤浸润，使病变处的血管、淋巴、黏膜受到损害，局部血管通透性增加，蛋白、血液渗出，黏液分泌增加，上述物质进入肠道而发生腹泻。可分为：①感染性：常见的有痢疾、肠炎、肠结核等。②非感染性：常见于炎症性肠病、缺血性结肠炎、结肠癌、烟酸缺乏症等。

8. 分泌性腹泻的发生机制是什么?

答：主要是小肠，特别是空肠分泌大量电解质，继而增加水的分泌，使肠腔内容积增大，肠蠕动加速，发生腹泻。可分为感染性和非感染性。

（1）感染性腹泻：常见于霍乱。致病菌有致病性大肠埃希菌、弯曲杆菌、沙门属等。其毒素与肠黏膜上皮细胞的受体相结合，使腺苷环化酶活力增强，细胞内 cAMP 增加，经过一系列变化使分泌细胞分泌的电解质和水增加而发生腹泻。

（2）非感染性腹泻：在心力衰竭、肝硬化门静脉压升高、缩窄性心包炎时，肠道静脉压升高，细胞外液容积增大，影响水的吸收，增加水的分泌而发生腹泻。

9. 动力性腹泻的发生机制是什么?

答：为肠道运动功能紊乱所致。肠蠕动过快，影响肠内容物的吸收，结肠内容物增多，排空加快，可见于神经性腹泻、结肠激惹综合征、甲状腺功能亢进症等；如肠蠕动减少或减弱，则细菌在小肠内繁殖，使胆盐水解为游离胆酸，后者可抑制钠和水的吸收，同时，胆盐不足亦可影响脂肪的消化而产生脂肪泻。

10. 引起渗透性腹泻的原因有哪些？

答：(1) 消化不良：常见的为胃、胰腺、肝胆系统疾病引起，胃源性腹泻见于胃大部切除胃空肠吻合术后、萎缩性胃炎、恶性贫血等。

(2) 吸收不良：由肠道吸收功能障碍引起，如吸收不良综合征；热带吸收不良综合征，见于亚热带地区，发病原因与营养缺乏及肠道细菌感染有关，由于小肠黏膜萎缩、充血、水肿而减少了小肠面积，表现为脂肪泻；非热带吸收不良综合征，又称成人乳糜泻，由于先天性缺乏一种肽酶，不能分解麸质中的醇溶麸蛋白，也可能是免疫反应异常所致。

(3) 肠系膜淋巴管梗阻：脂肪在肠内经过消化吸收后再进入肠系膜淋巴管，最后到血液中。各种原因引起肠系膜淋巴系统梗阻，可使小肠淋巴液回流障碍，则可发生脂肪泻，如腹腔淋巴瘤、淋巴肉瘤、霍奇金病，均可影响小肠淋巴回流而发生脂肪泻。

11. 腹泻的辅助检查包括哪些？

答：包括八个方面：①大便检查：常规检查，涂片染色做细菌检查。②大便培养应作为常规检查。③血液检查：针对患者具体情况选择性地做必要检查。④乙状结肠镜或纤维结肠镜检查。⑤肛门指检、直肠镜检查，可触及或看到低部位病变，指套上或镜上黏液样分泌物可送检以帮助诊断。⑥B 超检查。⑦吸收功能试验：如 D-木糖吸收试验、维生素 B_{12} 吸收实验等，这些试验有助于诊断脂肪泻。⑧胃肠道 X 线钡餐造影检查：对慢性腹泻患者应做胃肠X线钡餐造影检查、胃肠道双重对比造影，对肠梗阻、结肠炎症急性期不宜做口服钡餐造影和钡灌肠检查，疑似慢性胰腺炎或肿瘤引起腹泻时可做CT、逆行胰胆管造影，则有助于诊断。

12. 腹泻常有哪些伴随症状和体征？

答：①腹泻伴有发热：常为肠道感染性疾病如急性细菌性痢疾、食物中毒等。伴有低热者常为肠结核、非特异性溃疡性结肠炎等。②腹泻伴腹痛及里急后重：脐周绞痛、肠鸣音亢进多见于小肠炎症性病变；下腹部痛多见于结肠病变，伴里急后重感多见于乙状结肠下段或直肠病变，如细菌性痢疾、直肠癌等。③腹泻伴呕吐：进食后数小时内发生恶心、呕吐，且集体发作，常见于食物中毒。④腹泻伴体重减轻：常见于肠道恶性肿瘤、甲状腺功能亢进症、消化及吸收不良等。

体征包括：①生命体征改变（体温、脉搏、呼吸、血压和意识）。②皮肤、温度、湿度、有无脱水征、四肢湿冷、黄染、发绀、皮疹、出血点等。③淋巴结有无肿大，心、肺情况。④腹部：有无腹肌紧张、压痛、反跳痛、肠鸣音有无改变、腹腔内各脏器、肿物以及腹胀情况。⑤注意有无舌炎、口角炎、甲状腺肿大，并应做肛门指诊。

13. 发生腹泻时大便性状有哪几种？

答：①大便稀薄或水样，伴有未消化的食物残渣：多见于小肠炎、食物中毒；水样便见于肠毒性大肠埃希菌、金黄色葡萄球菌食物中毒；绿色水样便见于小儿肠毒性大肠埃希菌肠炎。②大便中带黏液脓血：多见于细菌性痢疾、溃疡性结肠炎、结肠癌、血吸虫病。③大便呈酱红色稀便或巧克力色，见于阿米巴痢疾；呈海水样蓝或蛋花汤样，见于伪膜性肠炎。④大便呈血水或洗肉水样：多见于嗜炎菌肠炎、急性出血坏死性肠炎，有时呈腥臭血水样。⑤大便呈大量脂肪及泡沫：气多而臭，多为胰腺疾病或肠吸收不良综合征；大便呈白陶土样并有泡沫，见于脂肪泻。⑥大便呈米泔水样：见于霍乱、副霍乱。⑦大便中有白细胞：提示病原菌已侵入肠黏膜，其白细胞分类可提示病原菌性质，如中性粒细胞增高，常见于细菌性痢疾、沙门属肠炎、金黄色葡萄球菌肠炎等；单核细胞增多，见于伤寒；嗜酸性粒细胞增多，见于过敏性肠炎。⑧大便中有淀粉颗粒：表明消化不良，可能有胰腺疾病，有脂肪滴时亦表示有胰腺疾病，如大便中脂肪酸增多，可能是由于小肠黏膜病变所致吸收不良。

14. 应如何护理腹泻患者？

答：①去除病因，如为肠道感染可给予抗生素治疗。②卧床休息，减少肠蠕动，注意腹部保暖。对不能自理的患者应及时给予便盆，消除其焦虑不安的情绪，使之达到身心充分休息的目的。③饮食护理，鼓励患者饮水，酌情给予清淡的流质或半流质饮食，严重腹泻时可暂禁食。④防治水和电解质紊乱，按医嘱给予止泻药、口服补液盐或静脉输液。⑤保护肛周皮肤，每次便后用软纸轻擦肛门，用温水清洗，并在肛门周围涂油膏。⑥密切观察病情，记录排便的性质、次数等，需要时留取样本送检。对病情危急者，注意生命体征的变化。⑦如疑为传染性疾病，按肠道隔离患者护理。

15. 腹泻的问诊内容包括哪些？

答：①起病的缓急，病程的长短，有无反复发作史。②发病情况，属集体发病还是个体发病。③有无发热、腹痛、恶心、呕吐、虚脱、脱水。④腹泻的严重程度，大便次数、量、性状、气味，有无里急后重，及排尿情况。⑤与饮食的关系，有无进食不洁食物史，有无痢疾接触史。⑥既往有无胃肠疾病、慢性胰腺炎、甲状腺功能亢进症、肾炎及寄生虫病等病史。⑦询问服药史，有无长期应用抗生素、糖皮质激素以及其他药物过敏史。⑧与季节的关系，以及有关流行病学史。

16. 影响排便的因素有哪些？

答：年龄、饮食、活动、生活习惯、心理因素、社会因素、疾病、药物、治疗和检查。

17. 什么是急性出血性坏死性肠炎？

答：急性出血性坏死性肠炎是一种以急性出血坏死为特征的肠道非特异性炎症。临床上以腹痛、腹泻、便血、呕吐和发热为主要特征，严重者发生小肠坏死、穿孔致腹膜炎和中毒性休克，病情凶险，病死率很高。

18. 急性出血性坏死性肠炎的腹泻特征是什么？

答：腹痛后即开始腹泻，每天 2～10 次不等。初起为稀便，后呈蛋花样，不久即为血性，呈红豆汤样或果酱样，或有暗红血块，具有恶臭。无里急后重。持续时间不定，短者 1～2 日，长者达 1 个月以上，可停止数日后复发。轻者只有腹泻无便血，但大便潜血常为阳性。

19. 伪膜性肠炎的腹泻特征是什么？

答：一般急性起病，典型者大便呈蓝色海水样，量多，每日多超过 1000ml，可伴有大小不等的斑片状或管状伪膜。严重者大便每日十余次甚至数十次，乃至失禁，常伴里急后重。大便亦可呈糊状、黏液状或脓血便。

20. 急性细菌性痢疾的腹泻特征是什么？

答：①轻型：腹泻一日 3～5 次，可有少量黏液而无脓血。可有轻度腹痛，里急后重不明显。大便镜检有少量红、白细胞。②普通型：起病急，腹泻每日 7、8 次至十多次甚至不计其数。大便开始为稀水便，1～2 天后转为黏液脓血便。伴有恶心及呕吐，有明显里急后重。可出现左下腹部压痛和肠鸣音亢进，由于便量少，出现水、电解质紊乱及酸中毒者少见。③中毒型：2～7 岁、体质较好的儿童多见，成人偶有发生。起病急骤，以严重全身毒血症、休克和中毒性脑病为主要表现，而消化道症状多不明显，患者起初可无腹痛、腹泻，可于发病数小时后方出现痢疾样大便。

21. 霍乱的腹泻特征是什么?

答：腹泻是发病的第一个症状，多数不伴腹痛（O139型除外），少数患者有腹部隐痛，亦无里急后重。起初大便含粪质，后为黄色水样便或米泔水样便，有肠道出血者排出洗肉水样便，无粪臭。大便较频，每日可达十余次，甚至有排便失禁。O139 血清型霍乱的特征是发热、腹痛比较常见（达 40%～50%），而且可以并发菌血症等肠道外感染。

（李　颖）

十四、斑丘疹

1. 什么是皮疹?

答：皮疹是一种皮肤病变。从单纯的皮肤颜色改变到皮肤表面隆起或发生水疱等有多种多样的表现形式。皮疹的特点是大小不等的皮肤发红，有时会痒，有时不痒。其种类和发病原因较多，需要根据不同情况进行诊断。

2. 皮疹有哪些种类?

答：临床上皮疹有斑疹、玫瑰疹、丘疹、斑丘疹、荨麻疹等。

3. 什么是斑疹?

答：斑疹指只有局部皮肤颜色变化，既不高起皮面也无凹陷的皮肤损害，见于斑疹伤寒、丹毒、风湿性多形性红斑等。由于血管扩张而发红的称为红斑（如猩红热、麻疹、药疹等），发生皮下出血的称为紫斑。紫斑又分为小型的直径在 5mm 以下的点状出血或称瘀点，和直径在

5mm 以上的淤血斑或称紫癜。这些斑疹常由红色或紫色再变为褐色、黄色，直至最后消失。从发疹到消失，有的需要 2 个星期，有的只需要 2～3 天。皮肤色素增多而使皮肤改变者叫做色素斑。和色素斑相反，皮肤变白者叫做白斑，其代表是白癜风（寻常性白斑）。

4. 什么是丘疹?

答：丘疹是一种较小的实质性突出皮肤表面、大小不等并伴有局部颜色改变的皮肤损害，见于药物疹、麻疹、猩红热、湿疹等。若丘疹扩大或丘疹互相融合成扁平隆起呈片状则称为斑块。丘疹多为圆形、类圆形、多角形或不规则形。丘疹的顶部可以是尖的呈锥形、圆的呈半球形或扁平形或中间凹陷如脐窝。丘疹可发生在全身各部位或毛囊、汗腺的部位。存在时间可长可短，数目可多可少，可柔软或坚硬，表面可光滑或粗糙，可呈乳头状或表面覆以鳞屑，可散在分布或群集分布，可为局限性、全身性或对称性。丘疹顶端上有水疮或脓瘢则称为丘瘢疹或脓疮丘疹。

5. 什么是斑丘疹?

答：斑丘疹指在斑疹的底盘上出现丘疹，见于猩红热、风疹、药疹、麻疹及幼儿急疹等。

6. 什么是玫瑰疹?

答：玫瑰疹指常于胸腹部出现的一种鲜红色、小的（直径多为 2～3mm）圆形斑疹，压之褪色。这是对伤寒和副伤寒具有重要诊断价值的特征性皮疹。

7. 认识皮疹的临床意义有哪些?

答：皮疹作为一种皮肤变化，特别是对急性传染病的诊断很重要。根据皮疹的出现情况和形状，有时可以对疾病作出诊断，而且还能成为采取相应治疗措施的依据。

8. 皮疹的处理措施有哪些?

答：①不要抓破。特别是有水疱和丘疹的部位，只要有一点损伤就有感染的危险。患者夜间常无意识地去抓，所以要把指甲剪短，对小孩子要给其戴上手套睡觉。②衣着方面，特别是衬衣和贴身衣服不要有刺激性。质地柔软的棉布做得衣服最好，不要穿化纤和毛织品。③不要吃刺激性和油腻食品。④保持大便通畅。有便秘时，可服轻泻药或灌肠。⑤保持皮肤和黏膜的清洁。⑥要仔细观察有无全身性症状及其发疹类型。

9. 什么是幼儿急疹？

答：幼儿急疹是婴幼儿常见的发疹性疾病，可能是病毒感染引起的传染病。多见于1周岁以内的婴儿，一年四季都可以发病。以冬春季为多。一般感染1次，感染2次少见。潜伏期是8～14天。①临床表现：发热，可高达39～41℃，持续3～5天，个别孩子可能有高热惊厥。热退疹出是本病的特点。皮疹多为不规则的斑点状或斑丘疹，用手按压皮疹可以褪色。全身均可见。一般1～2天消退，不留痕迹。②治疗：多喝水，可以用一些抗病毒的药物。如孩子有高热可以用退热药，出现烦躁或者惊厥可以用镇静药。

10. 什么是猩红热？

答：猩红热为A群溶血性链球菌感染引起的急性呼吸道传染病。其临床特征为发热、咽峡炎、全身弥漫性鲜红色皮疹和疹退后明显的脱屑。少数患者患病后由于变态反应而出现心、肾、关节的损害。本病一年四季都有发生，尤以冬春季发病为多。多见于小儿，尤以5～15岁居多。

11. 猩红热出疹的规律是什么？

答：猩红热在起病后2天内出现皮疹。出疹时有高热，皮疹先见于耳后、颈部、颌下、上胸，很快蔓延至腹部及四肢，严重者手掌及足底亦可累及，往往于12～24h内皮疹由上而下遍及全身。皮疹的特点为红色弥漫性细小丘疹，用手抚摸有鸡皮样感觉。疹子密集使皮肤充血发红，皮疹之间的皮肤正常。皮疹依出疹先后顺序消退，一般2～4天可完全消失，1周后开始脱皮，无色素沉着。

12. 猩红热皮疹有哪些特点？

答：用手按压皮疹，皮疹可消退而发白，数秒内可恢复原状，医学上称为“贫血性皮肤划痕”。面部潮红，而口唇周围及鼻端显得苍白，称为“环口苍白圈”。在皮肤皱褶处，如腕、肘、腹股沟等部位，疹子密集，且可有皮下出血，形成紫红色线条样褶痕，称为“帕氏线”。在发病1～2天时，舌尖及边缘发红，逐渐出现舌光滑绛红、舌乳头绛红并突起似草莓，称为“草莓舌”。

13. 猩红热分为几种类型？

答：依据临床表现猩红热分为：①轻型：全部病程中缺乏特征性症状，往往至出现典型的皮肤脱屑时，才会获得回顾性的诊断。②中毒型：起病急骤，体温可高至40.5℃以上。全身中毒症状明显，并有头痛、惊厥、呕吐、严重咽扁桃体炎。如合并脓毒症状，甚至发生休克，危险性很高。③外科型：链球菌经皮肤或黏膜伤口感染时，可有局部急性化脓性病变，皮疹从创口开始，再发展到其他部位皮肤。无咽炎和杨梅舌。

14. 应该如何治疗与护理猩红热患者？

答：（1）抗生素疗法：青霉素是治疗猩红热和一切链球菌感染的首选药物，早期应用可缩短病程、减少并发症。4万～8万U/（kg·d），分2次注射。病情严重者可增加剂量。为彻底消除病原菌、减少并发症，疗程至少10天。对青霉素G过敏者可用红霉素20～40mg/（kg·d）分3次口服，严重时也可静脉给药，疗程7～10天。

（2）护理：急性期患儿应卧床休息，较大儿童用温淡盐水含漱。饮食以流质、半流质为宜。皮肤保持清洁，可予炉甘石洗剂以减少瘙痒。

15. 什么是婴儿湿疹?

答：婴儿湿疹是婴儿时期常见的一种皮肤病，是由内、外因素引起的一种过敏性皮肤炎症。皮损是以丘疱疹为主的多形性损害，有渗出倾向，反复发作，急、慢性期重叠交替，伴剧烈瘙痒，病因常常难以确定。皮疹多见于头面部，如额部、双颊、头顶部，以后逐渐蔓延至颏、颈、肩、背、臀、四肢，甚至可以泛发全身，俗称“奶癣”。

初起时为散发或群集的小红丘疹或红斑，逐渐增多，并可见小水疱，并有黄白色鳞屑及痂皮，可有渗出、糜烂及继发感染。患儿烦躁不安，夜间哭闹，影响睡眠，常到处抓痒。由于湿疹的病变在表皮，愈后不留瘢痕。

16. 婴儿湿疹按发病过程分为几期?

答：分为三期：

（1）急性期：皮肤表现为多数群集的小红丘疹及红斑，基底水肿，很快变成丘疱疹及小水疱，疱破后糜烂，有明显的黄色渗液或覆以黄白色浆液性痂，厚薄不一，逐渐向四周蔓延，外围可见散在小丘疹，也称卫星疹。此期病儿夜不能眠、烦躁不安，合并感染者可有低热。

（2）亚急性期：急性湿疹的渗出、红肿、结痂逐渐减轻，皮肤以小丘疹为主，时有白色鳞屑或残留少许丘疱疹及糜烂面。此时痒感稍见轻，持续时间可很长。

（3）慢性期：反复发作，多见于1岁以上的婴幼儿。皮疹为色素沉着，皮肤变粗、稍厚，极少数可发生苔藓样化。复发率高，自觉剧烈瘙痒。

17. 婴儿湿疹按皮肤损害分为几型?

答：分为三型：

（1）脂溢型：多见于1～3个月的小婴儿，其前额、颊部、眉间皮肤潮红，被覆黄色油腻性鳞屑，头顶部可有较厚的黄色浆液痂。颏下、后颈、腋及腹股沟可有擦烂、潮红及渗出。

(2) 渗出型：多见于3～6个月肥胖的婴儿。先出现于头面部，除口鼻周围不易发生外，两侧面颊可见对称性小米粒大小红色小丘疹，间有小水疱及红斑，基底水肿，呈片状糜烂渗出，黄色浆液性结痂较厚。如不及时治疗，可向躯干、四肢及全身蔓延，并可以继发感染。

(3) 干燥型：多见于6个月至1岁小儿，或在急性、亚急性期以后。皮肤表现为丘疹、红肿、硬性糠皮样脱屑及鳞屑结痂，无渗出，常见于面部、躯干及四肢伸侧面。以上三种类型可以同时存在。三期皮损也可发生于任何一种湿疹，三期可以互相转化和重叠。

18. 对于婴儿湿疹全身治疗方法有哪些?

答：(1) 饮食管理：首先，避免喂哺过量的食物以保持正常消化。如疑牛奶过敏，可将奶较久煮沸，使蛋白变性，可以减少致敏物。必要时可用羊奶或豆浆代替牛奶。如疑蛋白过敏，单给蛋黄，或由少量蛋白开始，逐渐加量。喂奶的母亲可暂停吃鸡蛋。

(2) 给予有镇静作用的抗组胺药物，如氯苯那敏、异丙嗪、苯海拉明等有较好的止痒和抗过敏效果，并有不同程度的镇静作用。也可给予非镇静作用的抗组胺药，如阿司咪唑（息斯敏）、特非那丁。具有镇静作用的抗组胺类药优于后者。

(3) 糖皮质激素有明显的抗炎、止痒作用，但停药后易复发，故应酌情慎用。

(4) 抗生素：一般采用青霉素肌内注射或红霉素、复方新诺明口服。

19. 对婴儿湿疹如何进行局部治疗?

答：原则上是按照病期分别治疗。

(1) 急性期：采用1%～4%硼酸溶液或1%～4%硼酸溶液加0.1%呋喃西林溶液湿敷或外洗局部15min左右后，

外涂雷佛诺尔氧化锌软膏或1%氯霉素氧化锌油。如无明显感染可外用40%氧化锌油或15%氧化锌软膏。应用湿敷2～3天即可。

(2) 亚急性期：用1%～4%硼酸溶液外洗，然后外用炉甘石洗剂或炉甘石呋喃西林洗剂，可止痒、消炎。外搽维生素 B_6 软膏及磺松糊剂或中药祛湿油。

(3) 慢性期：外用1/2或1/3氟轻松或丙酸倍氯美松软膏加糠馏油软膏或普连膏，或尿素软膏，然后用薄塑料膜覆盖，绷带包扎，每隔1～2天封包1次，待皮肤恢复原状。至多每周洗浴1～2次，必要时外搽氟轻松软膏、皮炎平。对慢性局限性肥厚性小片损害可采用醋酸泼尼松，或曲安西龙混悬液做皮损处的皮内分点注射，每周1次，共2～3次，但不宜长期使用，以免发生皮肤萎缩。

20. 诱发婴儿湿疹的原因有哪些?

答：①对母乳里蛋白质或对牛羊奶、牛羊肉、鱼、虾、蛋等食物过敏。②过量喂养而致消化不良。③吃糖过多，造成肠内异常发酵。④存在肠寄生虫。⑤强光照射。⑥肥皂、化妆品、皮毛、花粉、油漆的刺激。⑦乳母接触致敏因素或食用某些食品，通过乳汁影响婴儿。⑧湿疹也有遗传倾向。

21. 如何预防和护理婴儿湿疹?

答：由于病因复杂难以确定而且反复发作，婴儿湿疹除详细询问病史，查找诱发因素，予以纠正外，应采用全身、局部中医及西医综合治疗。①应尽量避免让宝宝接触可能引起过敏的物质。②宝宝吃母乳时，妈妈应注意不要吃易引起过敏的鱼、虾、羊肉等食物，最好别吃辣椒等刺激性食品。③保持宝宝双手的清洁，经常帮宝宝剪手指甲，避免搔抓，以免感染。④不能用碱性强的肥皂、热水洗患处皮肤。⑤注意洗澡水质不佳带来的皮肤湿疹。⑥给宝宝穿上棉质的宽大衣服，避免衣物摩擦加重湿疹。⑦妈妈不能擅自给宝宝用任何激素类药膏。必要时，可在医生指导下用一些抗组胺药、消炎、止痒、抗过敏药物。⑧注意事项：a. 湿疹为湿性时只敷药，忌用热水洗，待其结痂后痂落自愈；b. 干性、湿性湿疹均忌食辛辣、鱼腥、刺激性食物。

22. 什么是荨麻疹?

答：荨麻疹俗称“风疹块”，是由于各种致敏因素，如药物、食品、花粉、感染等引起皮肤、黏膜小血管扩张及渗透性增加而出现的一种局限性水肿反应。皮损形态不规则，一般24h内会消退，也可反复发作，迁延不愈。根据病程分为急性和慢性荨麻疹两类，前者在短时期内能痊愈，后者则反复发作难以治愈。大多数患者不能找到具体的原因。

23. 荨麻疹有哪些特殊症状?

答：(1) 皮肤划痕症：亦称人工荨麻疹，用手搔抓或用钝器划过皮肤后沿划痕发生条状隆起伴瘙痒，不久即消退。

(2) 寒冷性荨麻疹：①家族性，为常染色体显性遗传，于出生后不久或早年发病，终身反复不止。②获得性，较常见，接触冷风、冷水或冷物后，暴露或接触冷物的部位产生风团或斑状水肿，严重者可出现手麻、唇麻、胸闷、心悸、腹痛、腹泻、晕厥甚至休克等。

(3) 胆碱能性：多见于青年，由于多运动、受热、情绪紧张、进食热饮或乙醇饮料使躯体深部温度上升，促使乙酰胆碱作用于肥大细胞而发生，风团在受刺激后数分钟即出现，常散发于躯干上部及上肢互相融合。

(4) 日光性：较少见，由中波及长波紫外线或可见光引起，以波长300nm最敏感。风团发生于暴露部位的皮肤，有痒和针刺感，有时透过玻璃的日光亦可诱发，严重时有全身反应如畏寒、乏力、晕厥等症状。

（5）压力性：皮肤受压后约 1h，受压局部发生红肿，累及真皮及皮下组织，常见于行走后的足底部和受压迫后的臀部皮肤，机制不明，可能与皮肤划痕症相似。

（6）血管性：为一种发生于皮下组织较疏松部位或黏膜的局限性水肿，分获得性及遗传性两种。获得性血管性水肿常伴其他遗传过敏性疾病，主要发生于组织疏松的部位，发作于喉黏膜者，可引起呼吸困难，甚至导致窒息死亡。

24. 如何治疗荨麻疹？

答：治疗原则是以去除致敏因素为主，用抗组胺药物为辅，严重者可予以糖皮质激素治疗。①抗组胺药物：寒冷性荨麻疹用赛庚啶效果好，热性荨麻疹用羟嗪疗效显著，顽固性荨麻疹可合并应用 H_1 和 H_2 受体拮抗药，以提高疗效。②糖皮质激素：对于急性严重或顽固的病例，如过敏性休克、血清病性荨麻疹、压力性荨麻疹等可用氢化可的松 100～200mg 加入 5%葡萄糖溶液中静脉滴注，或泼尼松 30～40mg 口服，此疗法一般不宜长期应用。③抗生素：由感染引起者可选用适当的抗生素，尤其对胃肠道有明显或潜伏性感染而引起的荨麻疹。④降低血管壁通透性的药物：如维生素 C、维生素 P、钙剂。常与抗组胺药同用。⑤拟交感神经药：主要用于严重的急性荨麻疹，尤其是有过敏性休克或喉头水肿时。应用 0.1%肾上腺素 0.5～1ml 皮下注射，严重者可隔 20～30min 再注射一次。⑥组胺球蛋白：是促使体内产生抗组胺抗体的药物，对慢性荨麻疹尤其对机械性和寒冷性荨麻疹效果较好。每次 2～4ml 肌内注射，每周 1～2 次，6～8 次为一疗程。⑦局部治疗：可外用安抚止痒药。

25. 什么是麻疹？

答：麻疹是儿童最常见的急性呼吸道传染病，特征是发热、上呼吸道炎症、眼结膜炎，并伴皮肤出现红色斑丘疹和颊黏膜上有麻疹黏膜斑，疹退后遗留色素沉着伴糠麸样脱屑。

26. 麻疹的诊断标准是什么?

答：①疑似病例：发热、咽痛、畏光、流泪、眼结膜红肿等；发热 4 天左右后全身皮肤出现红色斑丘疹；在 2 周前与麻疹患者有接触史。②确诊病例：a. 在口腔黏膜处见到 Koplik 斑。b. 病原学或血清学检验获阳性结果。③临床诊断：疑似病例加 a. 项。

27. 麻疹有何临床表现？分期如何?

答：典型麻疹可分以下四期：

（1）潜伏期：一般为 10～14 天，亦有短至 1 周左右，在潜伏期内体温轻度上升。

（2）前驱期：也称发疹前期，一般为 3～4 天。这一期的主要表现类似于上呼吸道感染症状：①发热，见于所有病例，多为中度以上发热。②咳嗽、流涕、流泪、咽部充血等其他症状，以眼部症状突出，结膜发炎、眼睑水肿、眼泪增多、畏光，下眼睑边缘有一条明显充血的横线（Stimson 线），对诊断麻疹极有帮助。③Koplik 斑：在发疹前 24～48h 出现，为直径约 1.0mm 灰白色小点，外有红色晕圈，开始仅见于对着下臼齿的颊黏膜上，但在 1 天内很快增多，可累及整个颊黏膜并蔓延至唇部黏膜，称麻疹黏膜斑，为本病早期特征，多于出疹后 1～2 天内消失。④偶见皮肤荨麻疹：隐约斑疹或猩红热样皮疹，在出现典型皮疹时消失。⑤部分病例可有一些非特异症状，如全身不适、食欲减退、精神不振等。

（3）出疹期：多在发热后 3～4 天出现皮疹。体温可突然升高至 40～40.5℃，皮疹开始为稀疏不规则的红色斑丘疹，疹间皮肤正常，始见于耳后、颈部、沿着发际边缘，24h 内向下发展，遍及面部、躯干及上肢，第 3 天皮疹累及下肢及足部，病情严重者皮疹常融合，皮肤水肿，面部水肿变形。大部分皮疹压之褪色，但亦有出现瘀点者。全身有淋巴结肿大和脾大，并持续几周，肠系膜淋巴结肿可引起腹痛、腹泻和呕吐。疾病极期特别是高热时常有谵妄、激惹及嗜睡状态，多为一过性，热退后消失，与以后中枢神经系统合并症无关。此期肺部有湿啰音，X 线检查可见肺纹理增多。

(4) 恢复期：出疹 3～4 天后皮疹开始消退，消退顺序与出疹时相同；在无合并症发生的情况下，食欲、精神等其他症状也随之好转。疹退后，皮肤留有糠麸状脱屑及棕色色素沉着，7～10 天痊愈。

28. 如何治疗麻疹?

答：①一般治疗：卧床休息，房间内保持适当的温度和湿度；患者有畏光症状时房间内光线要柔和；给予容易消化的富有营养的食物，补充足量水分；保持皮肤、黏膜清洁。②对症治疗：高热时可用少量退热药；烦躁时可适当给予苯巴比妥等镇静药；剧咳时用镇咳祛痰药；继发细菌感染时可给予抗生素。麻疹患儿补充维生素 A，有维生素 A 缺乏眼症状者 1～4 周后应重复使用。③给予中药方剂凉血饮。

29. 如何预防麻疹?

答：(1) 被动免疫：在接触麻疹后 5 天内立即给予免疫血清球蛋白 0.25ml/kg，可预防麻疹发病；0.05ml/kg 仅能减轻症状；超过 6 天则无法达到上述效果。被动免疫只能维持 8 周，以后应采取主动免疫措施。

(2) 主动免疫：采用麻疹减毒活疫苗是预防麻疹的重要措施，其预防效果可达 90%。国内规定初种年龄为 8 个月，1989 年美国免疫咨询委员会提出：4～6 岁儿童进幼儿园或小学时，应第二次接种麻疹疫苗；进入大学的青年人要再次进行麻疹免疫。急性结核感染者如需注射麻疹疫苗应同时进行抗结核治疗。

(3) 控制传染源：早期发现患者，早期隔离。一般患者隔离至出疹后5天，合并肺炎者延长至10天。接触麻疹的易感者应检疫观察3周。

（4）切断传播途径：患者的衣物应在阳光下暴晒；房间宜通风并用紫外线照射，流行季节中要做好宣传工作，易感患儿应尽量少去公共场所。

30. 如何护理麻疹患儿？

答：（1）麻疹患儿如无并发症应在家中隔离。隔离时间为5天，有并发症者需延长至10天。家长接触病儿后，在户外逗留20min，即可不传染他人。病儿的衣服、被褥、玩具等在室外晒1～2h就可达到消毒目的。

（2）卧床休息至皮疹消退、症状消失。居室要安静，空气要新鲜湿润，经常要开窗通风，但不要让冷风直接吹到患儿，要避免强烈光线刺激患儿的眼睛，应将窗户拉上窗帘，灯泡用灯罩罩住。给患儿穿衣盖被要适当，勿捂出汗，否则患儿易感冒着凉，而引起肺炎。

（3）食物给予清淡易消化的流食或半流食。多喝热水或热汤，这样不但有利于将身体内的毒素排出，利于退热，还可以促进血液循环，使皮疹容易发透。疹子消退，进入恢复期时，及时添加营养丰富的食物。除生冷油腻的食物外，不需“忌口”。

（4）注意患儿的皮肤、眼睛、口腔、鼻腔的清洁，防止并发症。因此，做好患儿皮肤、黏膜的清洁卫生是十分重要的。

（5）高热护理：发热<39℃，无并发症，不必采用退热措施，发热>39℃，服少量阿司匹林，忌冷敷及酒精浴。

（6）注意观察病情，及早发现并发症，常见的有肺炎、喉炎、心肌炎及脑炎等。

31. 什么是风疹？

答：风疹又称“风痧”，是儿童常见的一种呼吸道传染病。风疹由风疹病毒引起，病毒存在于出疹前5～7天患儿的唾液及血液中，但出疹 2 天后就不易找到。风疹病毒在体外生活力很弱，传染性与麻疹一样强，通过咳嗽、谈话或喷嚏等传播。多见于 1～5 岁儿童，6 个月以内婴儿很少发病，可终身免疫。

32. 风疹有哪些临床表现？

答：风疹从接触感染到出现症状，要经过 14～21 天。病初 1～2 天症状很轻，可有低热或中度发热、轻微咳嗽、乏力、胃口不好、咽痛和眼发红等轻度上呼吸道症状。无麻疹黏膜斑，伴有耳后、颈部淋巴结肿大。通常于发热 1～2 天后出现皮疹，皮疹先从面颈部开始，在 24h 内蔓延到全身。皮疹初为稀疏的红色斑丘疹，以后面部及四肢皮疹可以融合，类似麻疹。出疹第二天开始，面部及四肢皮疹可变成针尖样红点，如猩红热样皮疹。皮疹一般在 3 天内迅速消退，留下较浅色素沉着。

33. 风疹病毒对孕妇有哪些危害？

答：孕妇（4 个月内的早期妊娠）感染风疹病毒后，病毒可以通过胎盘传给胎儿引起先天性风疹，发生先天畸形，如失明、先天性心脏病、耳聋和小头畸形等。因此，孕妇在妊娠早期应尽可能避免与风疹患者接触，同时接种风疹减毒活疫苗。一旦发生风疹，应考虑中止妊娠。

34. 什么是传染性红斑？

答：传染性红斑常在儿童中集体发生，有些学者认为本病是一种病毒性传染病，但未分离出病毒。病原也可能是一种肠道病毒。多在春秋季节发病，可能通过呼吸道传染，在家庭、幼儿园、学校中造成流行。

35. 传染性红斑的临床表现有哪些？

答：潜伏期为 5～14 天。患者多数为 4～12 岁儿童。常突然发疹而无全身症状，仅少数患者有轻微发热，有时出现咽痛、呕吐、眼结膜及咽部充血。皮疹首先出现在面颊部，呈水肿性蝶形红斑，边界清楚，其上无鳞屑，局部温度增加，偶有微痒和烧灼感。皮疹不发生于口唇周围。经过1～2天后，在躯干、臀部及四肢出现对称性边界清楚的花边状或网状斑丘疹，为本病特征。4～5天以后，红斑自颊部及躯干上消退。皮疹消退次序和出疹次序相同。皮疹消退后不脱屑。常见于春季，病程10天左右。预后良好。根据面部有蝶形水肿性边界清楚的红斑，具有流行性，全身症状轻微，常见于春季的儿童，即可诊断。患病期间，需要隔离至皮疹消退为止。一般予对症治疗，无需特殊处理。

36. 什么是单纯性疱疹？

答：单纯性疱疹是单纯疱疹病毒所引起的一种急性疱疹性皮肤病，人是单纯疱疹病毒唯一的自然宿主，此病毒存在于患者、恢复者或者健康带菌者的水疱液、唾液及大便中，传播方式主要是直接接触传染，亦可通过被唾液污染的餐具而间接传染。单纯疱疹病毒经呼吸道、口腔或皮肤破损处进入人体，在人体黏膜处生长繁殖，后经血液或者神经播散。单纯性疱疹好发于皮肤、黏膜交界处，如牙龈上、口腔外侧、嘴舌外侧、鼻孔附近、颜面及手指。水疱形成后，水疱破损产生渗出液，其后产生黄白色的痂壳并最终脱落。在分娩时接触病毒的婴儿，感染可能导致严重并发症甚至死亡。如传播到眼睛，单纯疱疹是感染性失明的常见病因。

37. 什么是水痘？

水痘是由水痘-带状疱疹病毒初次感染引起的急性传染病。传染率很高。主要发生在婴幼儿，以发热及成批出现周身性红色斑丘疹、疱疹、痂疹为特征。冬春两季多发，其传染力强，接触或飞沫均可传染。易感儿发病率可达95%以上，学龄前儿童多见。临床上以皮肤黏膜分批出现斑丘疹、水疱和结痂，而且各期皮疹同时存在为特点。该病为自限性疾病，病后可获得终身免疫，也可在多年后感染复发而出现带状疱疹。感染水痘-带状疱疹病毒主要来自两条途径，一条是接触患有水痘的患者，另一条则是接触患有带状疱疹的患者，而前者是主要途径。

38. 水痘的并发症有哪些？

答：（1）皮肤疱疹继发感染：可引起脓疱疹、蜂窝织炎、败血症等。

（2）肺炎：成人多为原发性水痘肺炎，发生在出疹后1～5天，儿童常为继发性肺炎，多发生于病程后期2～3周，X线有间质性肺炎样病变，可持续6～12周。

（3）水痘脑炎：发病率低于1‰，儿童多于成人，常于出疹后1周发病。临床表现和脑脊液所见与一般病毒性脑炎相似，病死率约5%，存活者15%有永久性后遗症，如癫痫、智力减退或行为异常等。

（4）其他：水痘肝炎、心肌炎、肾炎等均很少见。

39. 水痘的症状是什么？

答：感染水痘-带状疱疹病毒之后，会经过一段潜伏期才会发病，潜伏期从10天到21天不等，平均2个星期左右。在患儿出疹前会有类似感冒的前驱症状，然后皮肤长出疹子，这是水痘独有的特点，丘疹、水疱疹，及水疱破掉后形成的结痂疹都能观察到。皮疹可痒，使患儿常常会不由自主地搔抓，水疱一旦抓破就容易引起细菌感染，家长们需特别小心照顾。

40. 水痘患儿以后会患带状疱疹吗？

答：大概只有15%的水痘患儿日后会患带状疱疹。这是因为潜伏的病毒在人体抵抗力很差的时候才会活化致病，所以当抵抗力正常时，即使病毒潜藏于体内也不会致病。

41. 如何护理水痘患儿？

答：（1）避免小孩因痒而抓破水疱，引起发炎，同时细菌亦会蔓延至其他皮肤破损的部位。可剪短孩子的指甲，并戴上棉手套，避免用手揉眼，使病毒感染眼睛，形成角膜炎，以致眼角膜上留下瘢痕，影响视力。

（2）水痘扩散期间患儿开始发热（中等度热），水痘消失时便退热。发热期间，不要服用阿司匹林退热，否则会增加发生并发症的机会，容易引起一种脑炎——Reye 综合征。

（3）用温水淋浴，保持皮肤清洁，以减少感染的危险。

（4）忌吃燥热和滋补性的食物。

42. 什么是带状疱疹？

答：带状疱疹是人们常见的皮肤病，俗称“蛇丹”、“蛇缠腰”，是由水痘-带状疱疹病毒引起。丘疱疹沿所属周围神经规律分布并排列成带状，故称“带状疱疹”。

43. 带状疱疹有哪些临床表现？

答：带状疱疹多发于成人，一年四季均可发生，但以春秋季节发病较多。发病初期常有轻度全身不适、食欲下降和低度发热等。发病部位往往有神经痛、痒感或皮肤感觉过敏。其中绝大多数神经痛后 1～4 天皮肤出现节段性水肿及不规则的红斑，继而发展为成片成群绿豆大的丘疱疹，很快演变为水疱。最常见于胸部的肋间神经及面部的三叉神经所分布的区域，其次是颈、腹、腰及四肢，其他区域包括口腔，咽部亦可发生。神经痛也是带状疱疹的主要症状，疼痛的程度轻重不等，且与皮疹的严重程度无一定的关系。通常儿童或青壮年患者没有疼痛，或疼痛很轻。而年老体弱患者疼痛剧烈，疱疹发生之前或疱疹初期即可发生疼痛，某些患者在皮损完全消退后仍遗留有神经痛，患处及神经分布区域时常感受到针刺样、刀割样的疼痛，有的甚至有剧烈疼痛，严重影响患者的日常生活。若无严重感染，愈后一般不留瘢痕。

44. 如何治疗带状疱疹？

答：（1）在发病3～4天每隔几小时试用冰块冷敷10min左右。接着在醋酸铝里面浸泡冷湿敷药，醋酸铝是一种非处方类药物，有收敛剂溶液，也有粉末或者片剂。

（2）保持带状疱疹感染区域干净、干燥并且尽量使之暴露于空气（不用衣物覆盖）。不要搔抓或弄破水疱。如果患者因疼痛而无法入睡，试着用一条整洁干净的弹力绷带捆绑该区域。

（3）为缓解带状疱疹的瘙痒，把78%炉甘石洗剂、20%消毒乙醇、1%苯酚和1%薄荷醇混合。患者可以连续涂抹这种混合物直到水疱结痂。

45. 什么是斑疹伤寒？

答：流行性斑疹伤寒又叫虱传斑疹伤寒，是普氏立克次体通过体虱传播的急性传染病。临床特点：稽留型高热、头痛、皮疹及中枢神经系统症状。地方性斑疹伤寒又称鼠型或蚤型斑疹伤寒，为莫氏立克次体通过鼠蚤传播的急性传染病。其临床特点与轻型流行性斑疹伤寒相似，只能根据血清学和动物试验进行鉴别。

46. 斑疹伤寒有哪些临床表现？

答：①发热及全身中毒症状。②皮疹。③神经系统症状如剧烈头痛、失眠、耳鸣、听力下降等，重者有谵妄、狂躁、昏迷。④肝、脾大。⑤实验室检查：外斐反应≥1∶160为现患诊断参考效价；立克次体凝集反应≥1∶8为阳性；≥1∶256为现患诊断。

47. 应该如何治疗斑疹伤寒？

答：（1）一般治疗和护理：卧床休息，补给足够的维生素，必要时补液。

（2）抗生素治疗：四环素类、氯霉素及红霉素均有效。

（3）对症治疗：高热者可予物理降温或给予适量解热药，中毒症状严重者可加用糖皮质激素。

48. 皮疹与传染病是什么关系?

答：皮疹为某些传染病的特征之一，①不同传染病有不同的疹形，包括斑疹、丘疹、斑丘疹、红斑疹、玫瑰疹、瘀点、疱疹、脓疱疹、荨麻疹等。②皮疹出现的日期、部位、出疹顺序、皮疹的数目等，各种传染病不完全相同。③常见的出疹性传染病有猩红热、麻疹、水痘、斑疹伤寒、伤寒、流行性脑脊髓膜炎、流行性出血热、败血症等。

49. 各种传染病皮疹出疹的时间特点有哪些?

答：①风疹病毒潜伏期为 10～21 天。典型症状是发热短暂，半天至一天出疹。初见于面部，24h 内迅速遍及全身。②水痘一般于 1～2 天内发疹。首先发于躯干，逐渐延及头面部和四肢，呈向心性分布，即躯干多，面部、四肢较少，手掌、足跖更少。③猩红热：在起病后 2 天内出现皮疹。皮疹先见于耳后、颈部、颌下、上胸，很快蔓延至腹部及四肢，严重时手掌及足底亦可累及，往往于 12～24h 内皮疹由上而下遍及全身。④流行性脑脊髓膜炎：病后 2 天左右 70%的患者皮肤黏膜有瘀点（或瘀斑），见于全身皮肤及黏膜，大小约 1～2mm 至 1cm。⑤幼儿急疹：3～5 天后体温骤降正常，并出现皮疹，称为“热退疹出”。皮疹于 1～3 天内退尽，不留色斑，也不脱屑。⑥麻疹出疹期：一般于发热第 4、5 天开始有皮疹出现。最先见于发际、耳后，继之面颈部也有，再向躯干及四肢扩展，最后达手足心。

（徐国英）

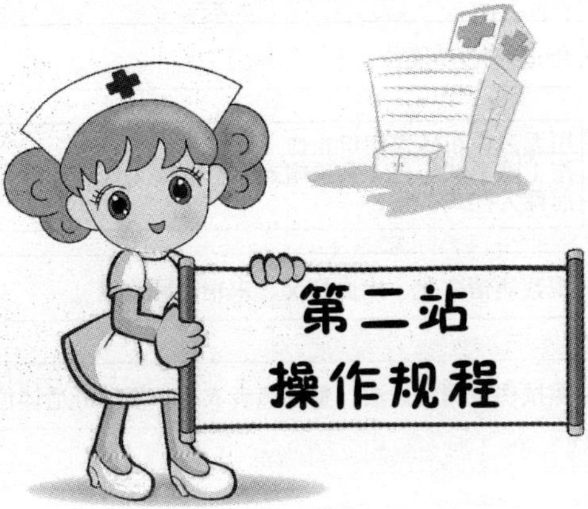

一、包扎技术

1. 目的和范围　制订本政策和操作规程的目的是统一包扎技术的操作步骤。该操作规程适用于病区及病房的高级护理人员。目的是保护创口，减少污染，固定敷料，压迫止血和减轻疼痛。

2. 规程

（1）必备物品：三角巾/绷带、无菌纱布垫、无菌纱布、盐水、手快速消毒剂、生活垃圾桶、医用垃圾桶。

（2）操作步骤

场景描述 → 有一名患者头部、手背、肘、手臂外伤，需要止血包扎

↓

评估患者 → 评估患者受伤的部位及严重程度、合作程度，选择适合的敷料

↓

告知 → 包扎的目的，操作的方法，指导患者的配合

↓

准备用物 → 治疗车上层：三角巾/绷带、无菌纱布垫、无菌纱布、盐水、手快速消毒剂
治疗车下层：生活垃圾桶、医用垃圾桶

↓

摆放体位 → 舒适体位/功能位

↓

包扎 → 用无菌纱布压迫伤口止血
按正确手法包扎（头顶帽式、肘部鹰眼式、手部人字式、前臂大挂式）

↓

操作中 → 观察病情变化、出血情况、末梢循环改变

↓

操作后 → 擦拭伤口周围血渍，整理患者衣物，摆放舒适体位

↓

洗手、记录

3. 注意事项

（1）包扎绷带不可过紧或过松。

（2）包扎肢体时不得遮盖指（趾）部。

（3）要检查伤肢远端的血液循环。

（4）包扎时保持患者的功能位。

4. 包扎技术理论知识应知应会

（1）三角巾包扎要领：快、准、轻、牢。快——包扎的动作要快；准——敷料盖准后不要移动；轻——动作要轻，不要碰撞伤口；牢——包扎要牢靠。

（2）观察伤肢远端血运：皮肤是否苍白、远端脉搏跳动、指（趾）尖是否麻木、指（趾）的活动能力等。

二、除　颤

1. 目的和范围　制订本政策和操作规程的目的是统一终止心室纤颤的操作步骤。该操作规程适用于病区及病房的高级护理人员。

2. 定义

（1）除颤器：指能够对心脏产生电脉冲的装置。是专门设计用于终止心室纤颤并恢复正常的心动周期的设备。

（2）心室纤颤：指心肌的非协调性的收缩。通常仅会

影响到心房（心房颤动）或心室（心室纤颤）

3. 适应征：心室纤颤、心室扑动、无脉性室性心动过速。

4. 规程

（1）必备物品：带有外用（除颤）电极板的除颤器、心电图监护仪、导电膏/盐水电极（纱）垫、氧气治疗设备、急诊手推车。急诊手推车上备有：急救药物、氧气管、人工呼吸包、气管插管和插管的必备物品。

（2）操作步骤

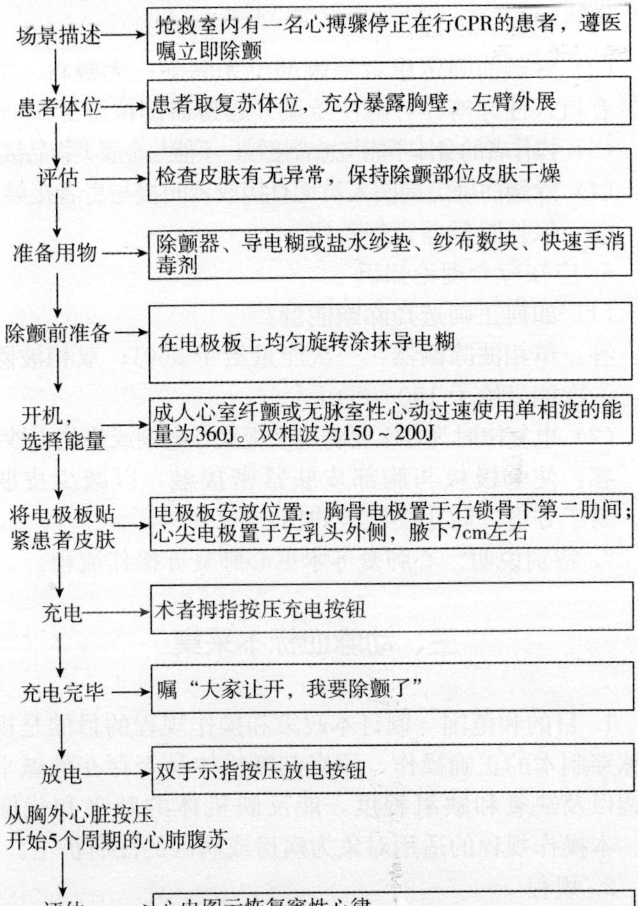

↓

给予心电监护

↓

安置患者 → 擦拭患者胸前导电糊，检查皮肤有无红肿、灼伤；恢复舒适体位

↓

整理仪器及用物 → 擦净电极板上的导电糊，将仪器及用物长期置于完好备用状态

↓

洗手、记录

5. 注意事项

（1）迅速、准确。

（2）除颤前确定患者除颤部位无潮湿、无敷料。如患者带有植入性起搏器，应注意避开起搏器部位至少 10cm。

（3）操作者的身体不能与患者接触，不能与金属类物品接触。

（4）除颤前确定周围人员无直接或者间接与患者接触。

（5）保持除颤器完好备用。

6. 应知应会理论知识

（1）如何正确选择除颤能量？

答：单相波除颤器：一次能量给予 360J；双相波除颤器：一次能量给予 150～200J。

（2）电复律时为什么要将电极板涂导电糊或垫盐水纱布？

答：使电极板与胸部皮肤紧密接触，以减少皮肤阻力，易于导电，防止皮肤被灼伤。

7. 特别说明　心肺复苏术见心肺复苏操作流程。

三、动脉血标本采集

1. 目的和范围　制订本政策和操作规程的目的是规范动脉穿刺术的正确操作，用来判断机体是否存在酸碱平衡失调以及缺氧和缺氧程度，能反映机体的呼吸和代谢功能。本操作规程的适用对象为病房或病区的注册护士。

2. 规程

（1）必备物品：一次性血气针、一次性垫巾、常规治

疗盘、快速手消毒剂。

（2）操作步骤

- 场景描述 → 抢救室内有一名使用呼吸机患者，遵医嘱查血气分析
- ↓ 评估患者 → 核对患者姓名、床号；评估患者的合作程度及前臂掌侧皮肤、桡动脉搏动点
- ↓ 解释 → 向患者交代采血的目的、方法
- ↓ 洗手、戴口罩
- ↓ 准备用物 → 治疗盘、一次性血气针、快速手消毒剂、一次性垫巾、一次性橡胶手套
- ↓ 推车到患者床旁，查对
- ↓ 选择动脉 → 将一次性垫巾垫于患者手臂下，触摸动脉搏动点，将一次性血气针打开并放于治疗盘中
- ↓ 消毒 → 以穿刺点为中心消毒，范围大于5cm，消毒术者示指、中指，将血气针针帽取下
- ↓ 采血 → 触及患者动脉搏动最强点，沿示指外侧40° 角进针，当见到鲜红色血液后，妥善固定注射器，当采集到足量血量后，将注射器拔出后迅速将针头插入橡胶塞内
- ↓ 压迫止血 → 嘱患者按压5～10min
- ↓ 抽血完毕 → 护士双手搓动注射器，将血液与抗凝剂混匀，放于化验单上
- ↓ 安置患者 → 取下患者手臂下的垫巾，再次核对患者，为患者摆放舒适体位。检查穿刺点（应无出血、皮下无渗血、无不适感觉）。交代注意事项
- ↓ 整理用物
- ↓ 洗手、记录 → 将化验单边条贴于注射器上，记录采血时间，送检

3. 注意事项　①可直刺进针或40°角进针。②将血液与抗凝剂混匀时，双手搓动注射器，不要接触血液部分。③标本采集后要求严加密封，不能接触空气，立即送检。④同一个部位应避免反复多次穿刺，以免形成血肿。⑤一般采集动脉血气标本，应在患者停止吸氧30min后进行，如不能停止吸氧者，应在申请单上注明吸氧浓度；使用机械通气的患者应记录通气模式、氧浓度、呼吸频率、通气量等呼吸机的参数及患者生命体征。⑥穿刺后按压穿刺点时，将棉片压于进针处，双指按压棉片5min以上，并用胶布固定。

4. 应知应会理论知识　动脉血气分析正常值如何判读?

答：pH正常值为7.35～7.45；动脉氧分压（PaO_2）正常值为80～100mmHg；动脉二氧化碳分压（$PaCO_2$）正常值为35～45mmHg；实际HCO_3^-（AB）正常值为22～27mmol/L；剩余碱（BE）正常值范围为－3～＋3mmol/L；二氧化碳结合率（CO_2CP）正常值为23～31mmol/L。

四、呼吸机吸痰

1. 目的和范围　制订本政策和操作规程的目的是规范吸痰术的正确操作，用来去除气管支气管中的分泌物，以保持患者气道通畅。本操作规程的适用对象为病房或病区的注册护士。

2. 规程

（1）必备物品：负压吸引装置、合适型号（大小/长度）的无菌吸痰管数根（内配无菌手套）、管路冲洗液（消毒液）、气管滴液（生理盐水）及10ml注射器、人工呼吸机、快速手消毒剂。

（2）操作步骤

步骤	内容
场景描述	抢救室内有一名使用呼吸机的患者，遵医嘱吸痰
评估患者	听诊肺部有无痰鸣音，判断患者肺内痰液的部位，结合听诊可增加判断的准确率。判断患者的意识、呼吸机参数变化（每分通气量、潮气量、气道压力）及生命体征（呼吸、血压、心率、血氧饱和度）
解释	告知患者操作方法，向患者解释吸痰目的，患者需要配合的项目
洗手、戴口罩	
准备用物	负压吸引装置、一次性吸痰管（内配无菌手套）、管路冲洗生理盐水、快速手消毒剂、气管滴液(生理盐水)及5ml注射器（所有用物应提前检查好呈备用状态）；检查负压是否正常
给氧	呼吸机给100%氧气2min，使患者血氧饱合度＞95%（避免在吸痰过程中造成缺氧）
气道冲洗	打开管路冲洗液（常用生理盐水）；气管内滴液（根据痰液性质及量，用注射器将药液抽好，每次最多将5ml注入气管内刺激患者咳嗽，将深部痰液咳出，有效吸出痰液）
准备吸痰管	①打开吸痰管包装袋，取出手套戴在右手上，同时将包手套的无菌纸展开置于患者胸前取出（右手为无菌状态，防止污染）。②用右手将吸痰管绕在手上
吸痰前	①左手打开负压，取负压吸引管与吸痰管连接。②消除呼吸机报警，同时观察患者生命体征、血氧饱和度、呼吸机参数，告知患者开始操作。③左手将气管插管与呼吸机管路断开（将呼吸机管路接口放在患者胸前的无菌纸上，防止管路接口被污染）
吸痰	①右手快速将吸痰管送进气管内（送管时吸引呈正压状态）。②送管至出现轻度刺激性的咳嗽时即停止送管，给予负压吸痰（旋转、提拉，吸痰时间要＜15s），每次吸痰要间隔2～3min，同时观察痰液的性质、量和颜色，注意观察病情和血氧饱和度变化。③左手将呼吸机管路与气管插管连接（接管路时左手固定气管插管，防止过度用力将气管插管插入过深）
吸痰后	呼吸机给100%氧气2min，将吸痰管再次绕在右手上，同时把患者胸前的无菌纸抓起，左手把手套反脱，将吸痰管和无菌纸一并留在手套污染面内,弃至医疗垃圾桶内；冲洗负压吸引管路，关闭负压吸引装置，用吸痰管的包装袋包住吸引管固定在床头（下次吸痰后再用新的包装袋包吸引管，以保证吸引管的管头清洁）

↓

观察生命体征及呼吸机参数的变化

↓

采用舒适卧位

↓

整理用物 → 把管路冲洗液盖好

↓

洗手、记录 → 记录患者痰液性质、颜色及量

↓

签字

3. 注意事项

（1）操作前评估内容包括：观察（视、听、感觉）痰液黏稠度；肺部听诊，评估气道阻力和顺应性；监测生命体征。

（2）操作动作应轻柔、准确、快速，每次吸痰时间不超过 15s，连续吸痰不得超过 3 次，吸痰间隔予以纯氧吸入。

（3）注意吸痰管插入是否顺利，遇到阻力时应分析原因，不可粗暴盲插。

（4）吸痰管的最大外径不能超过气管导管内径的 1/2，负压不可过大，进吸痰管时不可给予负压，以免损伤患者气道。

（5）注意保持呼吸机接头不被污染，戴无菌手套持吸痰管的手不被污染。

（6）冲洗水瓶应分别注明吸引气管插管、口鼻腔之用，不能混用。

（7）吸痰过程中应当密切观察患者的生命体征及血氧饱和度，改变时，应当立即停止吸痰，立即接呼吸机通气并给予纯氧吸入。

4. 应知应会理论知识

（1）吸痰有哪些并发症？

答：低氧血症、肺不张、气道损伤、感染、支气管痉

挛、人工气道堵塞、颅内压增高、咳嗽。

（2）痰液黏稠度如何分级？

答：分为 3 度：Ⅰ度痰，痰为白色泡沫状，玻璃接头内壁无痰液滞留；Ⅱ度痰，痰较黏稠，玻璃接头内壁有少量痰液滞留，易被水冲净。Ⅲ度痰，痰液明显黏稠呈黄色，吸痰管因负压过大而塌陷，玻璃接头内壁有大量痰液滞留且不易被水冲净。

五、简易呼吸器

1. 目的和范围　制订本政策和操作规程的目的是规范简易呼吸器的正规操作，用来维持和增加机体通气量，保证机体氧的供给，改善氧合及通气，纠正低氧血症。本操作规程的适用对象为病房或病区的注册护士。

2. 禁忌证：中等以上活动性咯血、心肌梗死、大量胸腔积液。

3. 规程

（1）必备物品：简易呼吸器、吸氧管、快速手消毒剂。

（2）操作步骤

场景描述 → 抢救室内有一名自主呼吸停止的患者，立即给予人工通气

↓

检查用物 → 简易呼吸器连接正确，气囊无漏气，性能良好，连接氧气8~10L/min

↓

复苏体位 → 去枕平卧，松开衣领、裤带，暴露胸部

↓

开放气道 → 仰头举颏法；清除口鼻腔分泌物，取出活动义齿

↓

判断呼吸 → 术者头偏向一侧，耳垂距患者鼻尖3cm，耳听、眼观、面感，判断呼吸（计数<10s）

↓

人工通气 → 呼吸停止，用简易呼吸器面罩给氧2次，手法固定，同时观察胸廓有无起伏，频率：成人10～12次/分

↓

判断颈动脉搏动 → 如颈动脉搏动消失，需行胸外按压，人工呼吸与胸外按压比例为2：30；如颈动脉搏动存在，用简易呼吸器面罩给氧，每5s送气一次，做2min

↓

再次判断患者呼吸 → 自主呼吸恢复

↓

安置患者，整理用物 → 给予鼻导管吸氧

↓

洗手、记录

4. 注意事项

（1）使用简易呼吸器前应确保呼吸道通畅。

（2）简易呼吸器一般潮气量 8～10ml/kg（成人 400～600ml），约挤压球囊的 1/3～2/3 为宜。

（3）患者有自主呼吸时，简易呼吸器的频率应与患者的呼吸运动同步，以免影响患者的自主呼吸。

（4）外接氧气时，氧流量为 8～10 升/分，应调节氧流量至储氧气袋充满氧气鼓起再使用。

（5）使用过程中应密切观察患者对呼吸器的适应性，及胸廓起伏、皮肤颜色、发绀情况、生命体征及血氧饱和度。

（6）操作过程中单向阀受到呕吐物、血液等污染时，应自患者处移开简易呼吸器，用力挤压球体数次，将积物清除干净，再将单向阀卸下用水清洗干净。

六、三腔双囊管

1. 目的和范围　制订本政策和操作规程的目的是规范三腔双囊管留置术的正确操作，用于门静脉高压所致食管-胃底静脉曲张破裂出血的直接压迫止血。本操作规程的适用对象为病房或病区的注册护士。

2. 规程

（1）必备物品：三腔双囊管、一次性 50ml 空针、胃肠减压器、治疗盘、治疗巾、石蜡油、血压计、止血钳、胶布、手套、绷带、棉球、500g 重物。

（2）适应证：肝硬化合并食管静脉曲张的患者

（3）操作步骤

场景描述 → 抢救室内有一名肝硬化呕血的患者，遵医嘱放置三腔双囊管

↓

评估患者 → 查对、评估

↓

告知 → 向患者交代目的、配合方法，必要时备屏风

↓

洗手、戴口罩

↓

准备用物 → 治疗盘、治疗巾、三腔双囊管、石蜡油、一次性50ml空针、血压计、止血钳、胃肠减压器、胶布、手套、绷带、棉球、快速手消毒剂、500g重物

↓

测压、润滑 → 用注射器注气检查气囊是否漏气，管腔是否通畅，标记各管腔名称并测定气囊容量及压力，用注射器将双囊抽成负压后用止血钳夹闭管腔，用石蜡油纱布充分润滑三腔管前端及气囊表面

↓

推车到患者床旁查对，解释

↓

插管前准备 → 患者取平卧位，头偏向一侧，清洁患者鼻腔，颌下垫治疗巾，协助患者口服石蜡油20ml

↓

置管 → 戴手套，测量插入三腔管长度，左手持纱布托住三腔管，右手托住三腔管前端插入一侧鼻腔，插入14～16cm时，嘱患者做吞咽动作，随吞咽动作将三腔管送至所需长度

↓

确定在胃内 → ①用注射器回抽胃液，有胃内容物时提示在胃内
②用注射器从胃管腔注入10ml空气，同时置听诊器于患者剑突下，若听到气过水声，提示在胃内
③将胃管末端置于水碗内，若有气体逸出，提示在气管内

↓

向胃囊内注气 → 向胃囊内注气200～300ml，测囊内压40～60mmHg，将开口处反折并夹紧，向外牵引三腔管，感觉有中等阻力时，标记刻度，鼻孔垫棉片，用绷带一端固定在三腔管尾端，另一端悬挂500g重物，固定在滑车上进行持续牵引

↓

灌洗 → 注射器抽出胃内积血，用冰盐水反复灌洗至基本清亮，连接胃肠减压器，观察胃内容物的色、质、量

↓

向食管囊内注气 → 如仍有出血，向食管囊内注气80～150ml，测压30～40mmHg，将开口部反折并夹紧，重复上一步骤

↓

安置患者 → 再次核对，整理患者衣物和床单位，协助患者取舒适体位，观察患者病情及生命体征询问患者感觉，向患者交代注意事项

↓

整理用物

↓

洗手、记录 → 记录置管深度、时间，气囊注气量及压力

3. 注意事项

（1）定时测气囊内压力一次，压力不足时应及时注气增压。

（2）每8～12h需放气并放松牵引一次，约15min，并将三腔双囊管向胃内送入少许，同时口服液体石蜡15～20ml。

（3）食管囊注气压力不能过大，以防压迫迷走神经致心率减慢。

（4）牵引时鼻腔处垫棉球，以防压迫及损伤鼻黏膜。

4. 拔管指征及方法

（1）指征：出血停止24h后，可放出气体，松开牵引；再观察24h，没有再出血。

（2）向患者解释拔管时的注意事项。

（3）让患者缓慢喝30ml石蜡油，以润滑三腔双囊管，观察30min。

（4）用注射器将两个气囊抽成负压，用止血钳夹闭管腔。

（5）轻柔地将三腔双囊管拔出。

七、输液泵

1. 目的和范围　制订本政策和操作规程的目的是统一输液泵的操作步骤，准确控制输液速度，使药物用量准确、速度均匀地进入患者体内。该操作规程适用于病区及病房的高级护理人员。

2. 规程

（1）必备物品：输液泵及电源线、专用输液泵管、常规

治疗盘（安尔碘、棉签、胶布、一次性头皮针）、药液、药品、处方或医嘱单、快速手消毒剂、生活垃圾桶、医用垃圾桶。

（2）操作步骤

步骤	内容
场景描述	遵医嘱，为一位心力衰竭患者使用输液泵治疗
评估患者	核对姓名，评估病情、神志、合作程度、用药目的，评估输液部位情况
告知	操作方法、用药目的，指导患者配合
洗手，戴口罩	
准备用物	治疗车上层：输液泵及电源线、输液泵管、药品、快速手消毒剂、处方或医嘱单、治疗盘（安尔碘、棉签、胶布）。治疗车下层：生活垃圾桶、医用垃圾桶
检查	输液泵性能良好，各种物品均在有效期内，呈备用状态
配备药液	核对药品，配备药液，将输液标签贴于瓶壁侧（标签上写清患者姓名、床号、药物的名称、剂量、速度）
推车到患者床旁	
查对	查对、解释
体位	患者取平卧或取舒适体位
固定输液泵	将输液泵固定在输液架上，接通电源
排气	将输液泵管与输液瓶连接并排净空气
设置	安装输液泵管路，打开输液泵电源，设置输液总量及速度
穿刺前准备	准备胶布，消毒套管针的肝素帽，连接头皮针，按"START"键再次排气后，按"STOP"键
连接	再次核对，将头皮针与肝素帽连接，按"START"键，用胶布妥善固定
整理患者	再次核对，观察输液泵运转情况及患者有无输液反应，向患者交代输液的注意事项，整理患者衣物和床单位，协助患者取舒适体位，询问患者感觉
整理用物	
洗手、记录	

3. 注意事项

(1) 正确设定参数，防止设定错误延误治疗。

(2) 随时巡视输液泵的工作状态，及时处理各种报警及故障。

(3) 输液泵应固定牢固，最好固定在插床的输液架上。

(4) 根据输液泵的类型选用专用输液泵管路。

(5) 输注黏稠药液体（脂肪乳、胶体）时，会增加输液泵报警概率，应准确观察判断并清除警报。

(6) 更换液体时要重新设置输液程序。

(7) 使用中，如确实需要打开输液泵门，务必先将调节器夹闭输液管，严防输液失控。

(8) 使用时液体切勿滴入输液泵内，以免电路短路。

4. 常见报警原因

(1) Air in line：输液管路中有空气。

(2) Occlusion：输液管路阻塞。

(3) Door open：输液泵门关闭不严。

(4) Low Battery：电池电量不足。

(5) Completion：总量报警。

八、微量泵

1. 目的和范围　制订本政策和操作规程的目的是统一输液泵的操作步骤，准确控制输液速度，使药物用量准确、速度均匀地进入患者体内。该操作规程适用于病区及病房的高级护理人员。

2. 规程

(1) 必备物品：微量泵及电源线、专用注射器及泵管、常规治疗盘（安尔碘、棉签、胶布、一次性头皮针）、药液、药品、处方或医嘱单、快速手消毒剂、生活垃圾桶、医用垃圾桶。

（2）操作步骤

步骤	内容
场景描述	遵医嘱，为一位心力衰竭患者使用微量泵治疗
评估患者	核对姓名，评估病情、神志、合作程度、用药目的，评估输液部位情况
告知	操作方法、用药目的，指导患者配合
洗手，戴口罩	
准备用物	治疗车上层：微量泵及电源线、专用注射器及泵前连接管、药液、药品、快速手消毒剂、处方或医嘱单、常规治疗盘。治疗车下层：生活垃圾桶、医用垃圾桶
检查	微量泵性能良好，各种物品均在有效期内
配备药液	核对药品，抽吸药液，将输液标签贴于注射器空白侧（标签上写清患者的姓名、床号，药物的名称、剂量和速度）
将抽好药液的注射器与泵管连接后放入无菌注射盒内	
推车到患者床旁	
查对	查对、解释
体位	患者取平卧或舒适体位
固定微量泵	将微量泵固定在输液架上，接通电源
排气	排净泵管内空气，将注射器固定在泵槽内
设置	打开微量泵电源，设置输液速度
穿刺前准备	准备胶布，消毒套管针的肝素帽，连接头皮针，按“START”键再次排气后，按“STOP”键
连接	再次核对，将头皮针与肝素帽连接，按“START”键，用胶布妥善固定
整理患者	再次核对，观察输液泵运转情况及患者有无输液反应，向患者交代输液的注意事项，整理患者衣物和床单位，协助患者取舒适体位，询问患者感觉
整理用物	
洗手、记录	

3. 注意事项

（1）正确设定参数，防止因设定错误而延误治疗。

（2）随时巡视微量泵的工作状态，及时排除报警、故障。

（3）使用时液体切勿滴入微量泵内，以免电路短路。

（4）微量泵应固定牢固，最好安在插床的输液架上。

（5）根据微量泵的类型选用专用微量泵管路。

4. 常见报警原因

（1）Occlusion：管路阻塞。

（2）Low Battery：电池电量不足。

（3）Syringe：注射器固定故障。

九、洗胃术

1. 目的和范围　制订本政策和操作规程的目的是规范洗胃术的正确操作，用来迅速清除胃内毒物，阻止毒物进一步吸收。本操作规程的适用对象为病房或病区的注册护士。

2. 规程

（1）必备物品：型号合适的洗胃管、一次性50ml空针、治疗巾、石蜡油、治疗盘、纱布、听诊器、胶布、手套、37℃清水。

（2）操作步骤

场景描述 → 抢救室内有一名口服安眠药100片的患者，遵医嘱立即洗胃

↓

评估患者 → 病情、神志、合作情况、核对姓名

↓

告知 → 操作方法、注意事项，指导患者配合

↓

准备用物 → 型号合适的洗胃管、手套、50ml注射器、弯盘、石蜡油、治疗巾、听诊器、胶布、纱布，37℃清水

↓

为危重昏迷者备压舌板、开口器、舌钳（所有物品均在有效期内）
推车到患者床旁，核对

步骤	内容
检查洗胃机	管路安装正确、机器性能良好
检查口、鼻腔有无分泌物	
摆体位	患者取左侧卧位，将床头略摇高；昏迷患者取仰卧位
铺治疗巾	治疗巾位置：下颌及胸前；放弯盘，内放50ml注射器、标本瓶、纱布2块、倒石蜡油于其中一块纱布上，撕2条胶布、打开洗胃管外包装
测量胃管长度	戴手套，前发际—剑突，或耳垂—鼻尖—剑突下
润滑胃管	用石蜡油纱布润滑胃管前端20cm，经鼻或口（放咬口器）插管
插胃管	入口腔或咽喉壁后（约15cm）让患者大口吞咽，边吞咽边插管至所需长度
确定胃管位置	（1）用注射器回抽胃液，有胃内容物提示在胃内。（2）用注射器从胃管腔注入10ml空气，同时置听诊器于患者剑突下，若听到气过水声，提示在胃内（3）将胃管末端置于水碗内，若有气体逸出，提示在气管内固定胃管
固定胃管	
留取毒物	洗胃前用注射器抽取胃内容物，放入空瓶内
洗胃	①方法：先抽胃液，再注入300～500ml液体，反复重复。②观察：a.洗出液的颜色、性质、气味，出入是否平衡，如洗出液出现大量血性液体，立即停止洗胃并通知医生。b.观察患者的神志、生命体征，询问有无寒战和其他不适
导泻	遵医嘱胃管给药
洗胃完毕	遵医嘱接胃肠减压器或拔除胃管
拔胃管	向患者解释。反折胃管，将胃管撤到咽喉部时快速拔出，放至弯盘内，用治疗巾清洁患者面部
脱手套	整理床单位，安慰患者
整理用物	洗胃机及桶用含氯消毒液冲洗30min
洗手、记录	

3. 注意事项

（1）对昏迷患者，应先插气管插管再洗胃，以确保生命体征的安全。

（2）如为腐蚀性毒物严禁洗胃及催吐。

（3）洗胃液每次注入 300～500ml，过多易致误吸，也会将毒物驱入肠中。首次洗胃总量一般为 10000～30000ml，过多易引起水中毒。出入量要基本保持平衡。

（4）尽可能根据摄入的毒物性质选择洗胃液，摄入的毒物性质不明时选用生理盐水或清水较为安全。洗胃液温度为 37℃，过热易使毒物吸收，过冷易引起寒战。

（5）洗胃液体不要走空，避免气体进入胃内。

（6）每次洗胃完毕后及时消毒洗胃机，以预防交叉感染。

4. 理论知识提问

（1）为什么对昏迷患者应先建立人工气道（插气管插管）再洗胃？

答：因为昏迷患者各种生理反射均为无或弱。①洗胃容易造成胃液的反流、误吸致肺水肿，严重时引起呼吸衰竭或心搏骤停。②洗胃时容易驱动毒物至肠腔，肠腔吸收毒物快，而使中毒症状迅速加重，甚至导致呼吸衰竭或心搏骤停。如果建立人工气道则既能防止误吸又能保证洗胃时对病情加重的抢救，以保障洗胃过程的安全。

（2）洗胃的禁忌证包括哪些？

答：①强酸、强碱及其他对消化道有明显腐蚀作用的毒物中毒。②伴有上消化道出血、食管静脉曲张、主动脉瘤、严重心脏疾病、胃穿孔等患者。③中毒诱发惊厥未控制者。④乙醇中毒时，因呕吐反射亢进，插胃管时容易发生误吸，所以应慎用胃管洗胃术。

十、心肺复苏

1. 目的和范围　制订本政策和操作规程的目的是统一

心肺复苏（CPR）的操作步骤并在如下情况下采用：①维持生命。②提供一种迅速建立有效循环和换气的方法。③防止不可逆的脑缺氧损伤和维持重要器官的功能。该操作规程适用于病区及病房的所有高级护理人员。

2. 规程

（1）必备物品：①急诊手推车上备有：急救药物、导气管、人工呼吸包。②气管内插管术所需的各种型号插管和必备物品。③抽吸所需用物。④氧气治疗所需用物。⑤除颤器及除颤所需用物。⑥静脉滴注器及所需用物。

（2）操作步骤

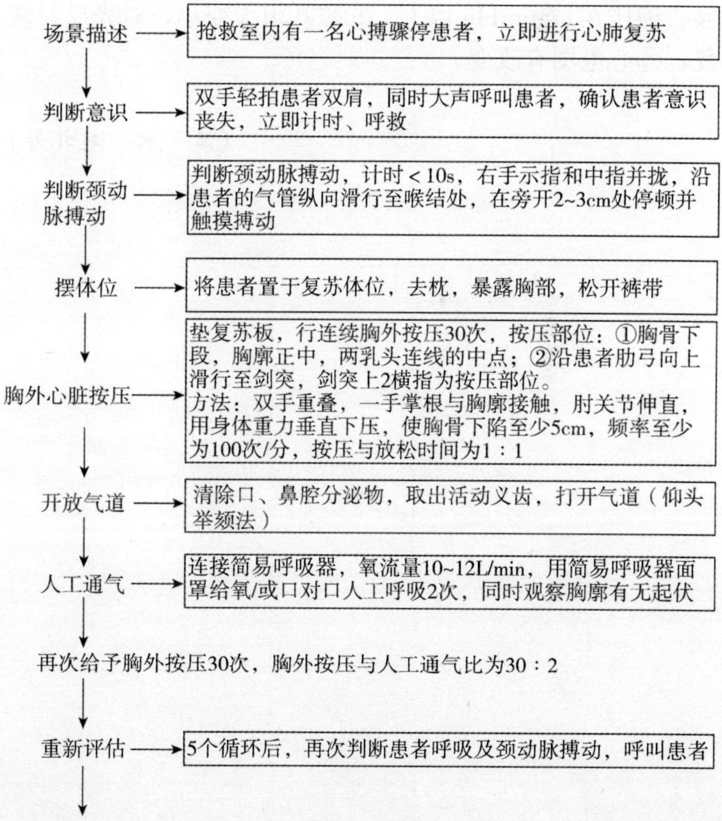

抢救成功 → ①自主呼吸恢复。②自主心跳恢复，可触及大动脉搏动，脉搏在停止胸外按压后仍有搏动。③瞳孔由大变小，有对光反射。④面色转红，神志渐清

↓

安置患者 → 取恢复舒适体位

↓

洗手、记录

3. 注意事项　①判断方法、时间准确。②切不可同时触摸双侧颈动脉。③动作迅速、规范、到位。

4. 心肺复苏的有效指征　①恢复自主呼吸。②停止按压后仍可触及大动脉搏动。③面色转红，发绀减退。④上肢收缩压在 60mmHg 以上。⑤瞳孔由大变小，对光反射恢复。⑥心电图有改变。

（王　秋　赵礼婷）

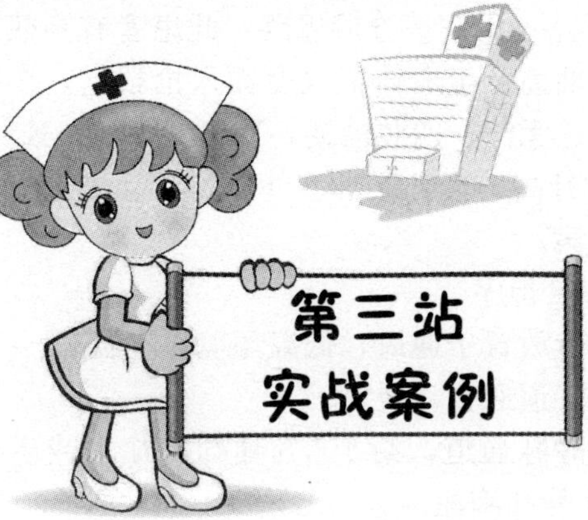

案例一：发热

【病例介绍】

患者，男，18 岁，因 5 公里越野跑后出现高热、意识障碍 6h 于 2007－08－08 来诊。观察：患者神志模糊、烦躁，颜面潮红、无汗，呼吸微弱，四肢抽搐。查体：T 40℃，P 150 次/分，R 6 次/分，BP 120/80mmHg，瞳孔缩小。实验室检查：WBC 15×10^9/L，Hb 16.0g/L，K^+ 5.5mmol/L，Na^+ 130mmol/L，CK 5000U/L，CK-MB 200U/ L，Glu 5.32 mmol/L。既往体健。

【问题】

1. 请阐述你的问诊思路。
2. 请说出你的分诊思路。
3. 请说出急诊救治程序。
4. 请回答体温监护的内容和注意事项。

【答案】

1. 问诊思路　首先要问流行病学史，如起病的时间、季节、是否有传染病接触史。其次问高热的程度、规律及伴随症状的严重程度，以及是否曾就过医及相关的实验室检查等。

2. 分诊思路 ①病情分诊思路：此患者有高热，因伴有意识障碍、抽搐及生命体征改变而入抢救室。②疾病分诊思路：高热、无汗、四肢抽搐，WBC、Hb 、K^+ 、CK、CK－MB 异常升高，且有夏季室外剧烈活动史。拟诊：重度中暑、热射病。

3. 急诊救治程序

（1）将患者放置于通风、低温环境，室温 22～25℃。

（2）保持气道通畅，吸氧。

（3）建立静脉通道，给予 5％葡萄糖盐水或生理盐水 1000～2000ml 静脉滴注。

（4）迅速降温 ，1h 内使直肠温度降至 37.8～38.9℃。

（5）给予控制抽搐、预防脑水肿等对症支持治疗：地塞米松 10～20mg 静脉推注；氯丙嗪 25～50mg 加入 5％葡萄糖盐水 500ml 静脉点滴，1～2h 滴完，必要时 2h 后重复；20％甘露醇静脉点滴以降颅内压。

4. 急救的主要操作是降温，方法有 ①体外降温：用冰帽、冰袋分别置于头部及大血管表浅部位，用 4～10℃冰水擦浴，如有条件可用冰毯，使肛温降至 38℃左右。②体内降温：4～10℃ 5％葡萄糖盐水 1000ml 静脉滴注（滴速：30～40 滴/分）；4～10℃ 10％葡萄糖盐水 200ml 进行胃或直肠灌洗；低温透析液（10℃）进行血液透析。

5. 体温监护的内容和注意事项 我们要重视的体温是 39～41℃，到达此温度时一定要采取降温措施。还要了解危重患者与体温的关系，体温过高时患者可出现烦躁、谵妄、幻觉、惊厥 ；体温过低时患者可以出现寒战、心律失常，最严重的心律失常是房室传导阻滞、心房颤动或心室纤颤。因此一定要平稳降温，最好每小时下降 1℃，严防骤降；降温时一定要密切观察病情，尤其是观察循环功能，如血压、心率以及末梢循环。护理一定要到位，尤其要加强胸部体疗，翻身拍背，防止褥疮及坠积性肺炎等并发症的发生。

案例二：呼吸困难

【病例介绍】

患者，男，22岁。主诉多尿、多饮、消瘦1个月，发热14天，进行性呼吸困难5天。患者于2009-10-23日开始出现口渴、多饮、消瘦，并于外院诊断为“糖尿病”予胰岛素治疗。10月27日，该患者洗澡受凉后出现发热，体温38℃左右，干咳，咳嗽时伴胸痛，予抗感染退热治疗效果不佳。10月31日起，该患者痰量较前增加，为黄黏痰，并逐渐出现痰中带少量血丝，11月2日X线胸片示双肺炎症，诊断“大叶性肺炎”。11月4日出现气短，并逐渐加重，安静时呼吸困难，CT示左肺实变，右肺大面积炎症，呼吸困难进展加重，面罩吸氧不能缓解，11月6日患者出现呼吸窘迫、发绀，肺部广泛湿啰音。予气管插管呼吸机辅助治疗，患者仍呼吸急促，发热，体温升至39℃。既往史：糖尿病，否认过敏史。

【问题】

1. 请你阐述病情分诊思路。

2. 请你考虑此患者的拟诊断。

3. 请你说出此患者属哪一类呼吸困难?

4. 对此患者如何救治和护理?

【答案】

1. 此患者呼吸困难进行性加重，病情分级属于Ⅱ级，有潜在危及生命的可能，应入抢救室进行抢救。

2. 此患者呼吸困难、咳嗽、咳黄黏痰、痰中带血，X线胸片诊断为“大叶性肺炎”，进行性呼吸窘迫，面罩吸氧不能缓解，拟诊断：大叶性肺炎合并急性呼吸窘迫综合征（acute respiratory distress syndrome，ARDS）。

3. 此患者为肺源性呼吸困难，由于呼吸器官功能障碍，包括呼吸道、肺、胸膜及呼吸肌的病变，引起肺通气、换气功能障碍，导致缺氧和（或）二氧化碳潴留引起。

4. 救治和护理措施包括：

（1）救治：ARDS是指原心、肺功能正常者，由于肺外或肺内严重疾患引起毛细血管炎症性损伤使毛细血管通透性增强，继发急性高渗性肺水肿和进行性缺氧性呼吸衰竭，因此在积极治疗原发病的同时进行机械通气治疗，通气模式要加呼气末正压通气（positive end-expiratory pressure，PEEP）。PEEP用于治疗ARDS是其治疗上的里程碑。PEEP可改善氧合，使萎陷的小气道和肺泡再次开放，减轻肺泡水肿，从而改善肺泡弥散功能和通气/血流比，减少肺内分流，以改善氧合功能和肺顺应性。

（2）护理：

1）密切观察病情，①观察生命体征和呼吸功能以及用药的反应等。②人工气道的观察：插管的深度、气囊的压力，判断气管插管的位置，防止移位或脱出。

2）人工气道的管理：①保持呼吸道通畅，及时给予气道湿化和吸痰，防止痰痂形成。②加强肺部物理治疗。③消毒、更换呼吸机管路。

3）应用PEEP的注意事项：①对血容量不足的患者，应补充血容量，但不能过量以免加重肺水肿。②从低水平开始，逐渐增加至合适水平，争取维持PaO_2＞60mmHg，吸入氧浓度（FiO_2）＜0.6。③小潮气量：6～8ml/kg，将吸气压控制在＜40mmH_2O以防止肺泡过度充气。为保证小潮气量，允许一定程度的CO_2潴留和呼吸性酸中毒（pH 7.25～7.3）。

案例三：胸闷、胸痛

【病例介绍】

患者，男，45岁，因心前区压榨性闷痛4h，服硝酸甘油不缓解于 2010－06－19 来诊。观察：意识清楚、痛苦表情、面色苍白、大汗。查体：T 37.5℃，P 100 次/分，心律不齐，R 22 次/分，BP 90/60mmHg，ECG V_1～V_3ST 段抬高，室性早搏。实验室检查：末梢血 WBC 15×10^9/L，既往有高血压、冠心病病史。

【问题】

1. 对该患者你应该如何分诊？
2. 请说出急诊救治顺序。
3. 此患者可能出现哪些并发症？
4. 处理其最严重并发症的操作是什么？

【答案】

1. 此患者胸痛、面色苍白、大汗、ECG V_1～V_3ST 段抬高，最有可能为前间壁心肌梗死，病情为Ⅰ级，即如不马上处理会危及生命，因此应将其置抢救室进行救治。

2. 吸氧，开放静脉，抽血查心肌酶，复查心电图，止痛，纠正心律失常，溶栓或经皮冠状动脉介入治疗。

3. 可能出现的并发症 因为此患者有血压偏低、室性早搏，可能出现心源性休克、心力衰竭、心律失常等并发症。

4. 心律失常中最严重的并发症是心室纤颤，应该及时除颤；对于心搏骤停需给予心肺复苏。

案例四：心律失常

【病例介绍】

患者，男，78 岁。家属主诉，患者胸部疼痛 2 天未说，家属发现其不思饮食、精神不好故带其来院看病。在出租车上，患者神志不清，来急诊就诊。分诊护士推车接患者，发现患者意识不清，脉搏摸不着，急做心电图。心电图如下：

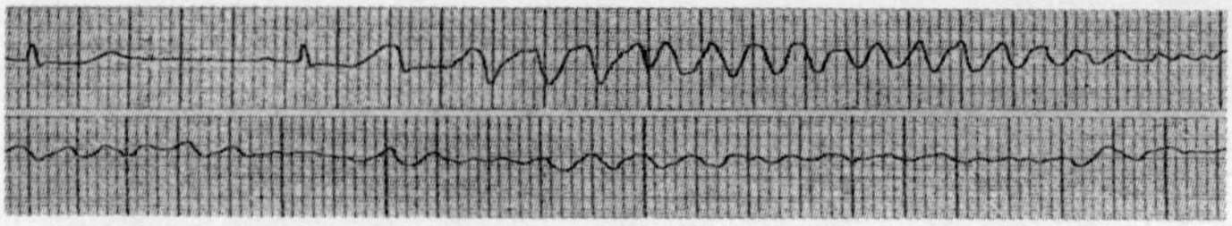

【问题】

1. 依据心电图请说出患者的病情状态。

2. 对此患者应采取哪些救治措施？

3. 请说出最主要应做的急救操作及理由。

【答案】

1. 心电图示该患者呈缓慢心率，继而转为室性心动过速，然后变为心室纤颤。患者处于阿-斯综合征或濒死状态。

2. 应采取的救治措施　包括吸氧、开放静脉、给予心肺复苏、给予急救用药（肾上腺素、胺碘酮等）、除颤、安装临时起搏器、气管插管、应用呼吸机等。

3. 最优先应做的急救操作是除颤、心肺复苏，因为对心室纤颤最有效的措施是除颤，除颤后一定要做5个循环的心肺复苏。如果成功，其他措施如安装起搏器、插管、呼吸机等都不需要做。

案例五：腹痛

【病例介绍】

患者，女性，25岁。主诉右下腹痛8h。在外院诊断：急性阑尾炎。观察：患者在家属搀扶下弯腰入院，意识清楚，精神委靡，痛苦表情。查体：BP 90/60mmHg，P 96次/分，R 20次/分，T 37℃。右下腹压痛（＋），反跳痛（＋），月经第3天。实验室检查：WBC 11×10^9/L，RBC 3.25×10^{12}/L，Hb 85g/L，PLT 158×10^9/L，于1999-5-722pm分到急诊外科。

医嘱：5％葡萄糖盐水500ml＋头孢曲松钠2g静脉点

滴，23pm 患者呻吟不止、烦躁不安、心慌气短，医生调慢输液速度并说："输液太快了，慢慢输就好了"。1：20am 患者仍有呻吟、心慌气促、无力表情。2am 患者突然昏迷，呼吸缓慢。家属叫大夫，医生急忙叫家属抱起患者到放射科拍腹部平片。刚把患者放到床上，患者就出现呼吸、心跳停止。急诊科医护人员立即推着抢救车去抢救。经过 2h 的积极抢救，急救无效患者死亡。

【问题】

1. 请用疾病分诊模式分析分诊正确与否。

2. 请说出此患者最可能的诊断。

3. 请分析在治疗过程中存在的问题。

【答案】

1. 此患者为女性，右下腹痛、精神委靡，BP 90/60mmHg，Hb 85g/L，尽管生命体征无大变动，也有月经，但不能排除阴道不规则流血，结合症状，首先应该排除宫外孕。应该分到妇产科做阴道穹后窿穿刺。

2. 此患者最可能的诊断是宫外孕，依据是右下腹痛、精神委靡、BP 90/60mmHg、Hb 8.5g/dl，且有阴道不规则流血。

3. 存在的问题 ①患者呻吟不止、烦躁不安、心慌气短，应该行腹部触诊和监测血压，这样可以发现患者的异常情况进行救治。②患者突然出现昏迷、呼吸缓慢，医生急忙叫家属抱起患者到放射科拍腹部平片，这又一次失去抢救的机会，应该使患者取平卧位，测血压，快速补充血容量，一边请妇产科会诊，一边配血、备血、输血，尽快上手术台剖腹探查。

案例六：休克

【病例介绍】

患者，男，24 岁。主诉，1h 前突然呕血 2000ml，有暗红色血块，被送急诊就诊。患者既往有黑便 3 年，加重 3 天并间断呕血，量约 50ml/次，共 4 次，伴有血块，在我院急诊输液及输血治疗。

既往史：脾大十余年，于 4 年前行“脾切除术”，诊断为“特发性门脉高压、肝硬化”。3 年前开始间断出现呕血、黑便。半年前诊断为“溶血性贫血”，一直服“泼尼松”治疗。现口服“泼尼松”10mg qd。否认肝炎、冠心病及糖尿病史。曾有血压升高，无饮酒史，否认溃疡病史。

查体：T 36.7℃，P 110 次/分，R 19 次/分，BP 72/57mmHg。患者神志清楚，精神差，重度贫血貌。皮肤、巩膜黄染，双侧瞳孔直径 4mm，对光反射灵敏。P 110 次/分，律齐。上腹中部可见手术瘢痕，腹软，肠鸣音稍活跃，无明显压痛，四肢厥冷，双下肢无水肿。

【问题】

1. 请用休克指数评估病情程度。

2. 请简述配合医生抢救患者时护士应采取的措施。

3. 何为休克指数？其意义是什么？

【答案】

1. 110/72＝1.53，说明失血在 1500ml 左右，提示休克，病情严重，应放置抢救室救治。

2. 给予患者中凹位或平卧位。首先抽血、配血，迅速扩容，应立即用 16 号静脉留置针开放两条静脉通道，给予血浆、生理盐水快速补液以及止血和输血、纠正酸中毒、对因治疗。

3. 休克指数（shock index，SI）是脉搏（次/分）与收缩压（mmHg）的比值，是反映血流动力学的临床指标之一。可用于粗略估计失血量及休克程度分级。通常认为该指数正常值为 0.5 左右。休克指数为 1.0～1.5，提示有休克；为 1.5～2.0 时，属重度休克；＞2.0 提示严重休克。

案例七：昏迷

【病例介绍】

患者，男，67岁。家属早餐后发现患者呼之不应，呕吐，呕吐物为胃内容物。于2009-11-16日13：50由120平车送入。既往史：半个月前患者因肺栓塞于某医院出院后口服华法林。11月14日查凝血酶原国际标准化比值为3.7，否认高血压、糖尿病、冠心病、过敏性疾病史。查体：T 36.2℃，P 92次/分，R 20次/分，BP 110/75mmHg，血氧饱和度88%，神志不清、呼之不应。双肺呼吸音粗，心律齐，瞳孔直径左侧5mm，右侧3mm，对光反射消失，双侧Babinski征（+）。弥散性血管内凝血全项：凝血酶原时间83.2s，凝血酶原活动度8%，凝血酶原国际标准化比值5.47，活化部分凝血活酶时间66.7s。

CT：硬膜下血肿。

【问题】

1. 请说出对此患者的问诊思路。
2. 请说出对此患者的分诊思路。
3. 何谓意识障碍？
4. 请简述意识障碍的原因。
5. 请简述意识障碍的临床表现。

【答案】

1. 问诊思路　①意识障碍起病的时间、发病前后情况、诱因、病程、既往史。②有无或伴随症状的严重程度、相关实验室检查异常程度。③有无服毒及毒物接触史。

2. 分诊思路　①病情分诊思路：此患者表现为头晕，继之昏迷，病情属Ⅱ级，即有潜在性危及生命的可能，应入抢救室救治。②疾病分诊思路：病情急骤，言语不利，左侧肢体活动不利，昏迷伴血糖增高，Babinski 征（+）。拟诊：脑血管意外，可能为脑血栓。

3. 意识障碍是指人对周围环境及自身状态的识别和觉察能力出现障碍。多由于高级神经中枢功能活动（意识、感觉和运动）受损所引起，可表现为嗜睡、意识模糊和昏睡，严重的意识障碍为昏迷。

4. 意识障碍的原因有多种多样，可归纳为颅内和颅外（感染与非感染）两大类、弥漫性和局限性两个类型，并有急性、慢性之分。可分为颅内感染性疾病、颅内非感染性疾病、颅外感染性疾病和颅外非感染性疾病。

5. 临床表现　①谵妄。②嗜睡。③意识模糊。④昏睡。⑤昏迷，按其程度可分为两个阶段：浅昏迷和深昏迷，也可用 Glasgow 评分标准来判断昏迷的程度。⑥特殊类型意识障碍：a. 去大脑皮质状态，有“睁目昏迷”、“醒状昏迷”之称。b. 无动性缄默症。

案例八：中毒

【病例介绍】

患者，男性，36 岁。主因与家人怄气喝敌敌畏 100ml 约 30min 送入院。患者神志恍惚、面色发绀，流涎、大汗淋漓，瞳孔缩小，肌肉颤动，明显痰鸣音，R 12 次/分，P 60 次/分，BP 80/50mmHg。

【问题】

1. 请迅速评估病情的程度。

2. 分别指出患者症状中哪些分别属于 M 样和 N 样症状？

3. 请简述你配合医生抢救患者采取的措施。

【答案】

1. 患者所有的症状均属于重度中毒，因此维护患者的呼吸、循环功能不仅是救治中毒患者的首要措施，也是抗毒药物发挥疗效的基础。

2. 配合医生立即采取的措施

(1) 应立即给予清理呼吸道、吸氧及气管插管，使用呼吸机辅助呼吸。

(2) 应立即快速检测胆碱酯酶活力，取血后立即肌内注射戊已奎醚 4～6mg。

(3) 应立即用 16 号静脉留置针开放两条静脉通道，静脉输注氯解磷定（氯磷定）1～2g。

(4) 在确保生命体征的同时排除毒物，①洗胃：首次用 37℃ 2%碳酸氢钠或清水 20 000ml 洗胃，以后 2000～5000 ml/(1～2) h×4 次和 2000 ml/(2～4) h×4 次直至胆碱酯酶活力稳定在 50%方可停止。②清除已吸收的毒物，用活性炭进行血液灌注和血液滤过。③清洗被污染的皮肤及头发。④留置尿管观察休克纠正情况。

案例九：心力衰竭

【病例介绍】

患者，女性，87 岁。主诉：喘憋 2 天，服降压药不缓解，于 2007 - 2 - 11 来急诊就诊。观察：呼吸急促，口周发绀，端坐位。查体 T 36. 8℃，P 110 次/分，R 26 次/分，BP 160/110mmHg，双下肢凹陷性水肿；双肺干、湿啰音。实验室检查：CK - MB＜1. 0ng/ml，肌红蛋白：36. 6ng/ml，肌钙蛋白＜0. 05ng/ml。

既往史：脑梗死 4 年，放置心脏起搏器 9 年，多年高血压病史。

治疗：硝酸异山梨酯 50ml/3h 泵入；呋塞米 20mg 小壶；生理盐水 250ml + 二羟丙茶碱 0. 25mg/静脉滴注；生理盐水 100ml + 头孢曲松钠 2g 静脉滴注。

【问题】

1. 请阐述你的问诊思路。

2. 请说出你的分诊思路。

3. 请说出急诊救治顺序。

4. 请说出心力衰竭的类型及分析此患者属何类型。

【答案】

1. 问诊思路　喘憋史、服药史、既往史；有何伴随症状？生命体征是否稳定？实验室检查指标异常的程度如何？

2. 分诊思路　①病情分诊思路：喘憋、口周发绀、脉数、血压高等症状属于Ⅱ级，有潜在危及生命的危险，必须分到抢救室进行急救。②疾病分诊思路：呼吸急促，口周发绀，端坐位，P 110 次/分，BP 160/110mmHg，双下肢凹陷性水肿；双肺干、湿啰音。拟诊：心力衰竭。

3. 急诊救治顺序　吸氧，取半卧位；开放两条静脉通道，1 条应用注射泵输注硝酸异山梨酯注射液 50ml/3h；1 条缓慢输注常规液、呋塞米、抗生素及二羟丙茶碱。实施监护，严密观察病情变化，注意循环衰竭进展情况。

4. 心力衰竭的类型　①按发生部位分左心衰、右心衰和全心衰；此患者以右心衰为主。②按收缩和舒张功能分收缩性心力衰竭和舒张性心力衰竭，此患者属舒张性心力衰竭。③按心输出量分低排出量性心力衰竭和高排出量性心力衰竭，此患者属低排出量性心力衰竭。

案例十：外伤

【病例介绍】

患者，女性，85 岁。因雪天路滑不小心摔倒，导致右手腕肿胀疼痛，右脚扭伤不能行走，由 120 送至医院急诊科。观察：患者痛苦面容，右手腕肿胀不能活动，右脚踝关节肿胀。P 100 次/分，R 24 次/分，BP 180/90mmHg，心、肺（一）。既往高血压病史。

【问题】

1. 请阐述你的问诊、查体思路。

2. 请说出急诊救治顺序。

3. 请说出多发伤与复合伤的区别。

4. 请说出多发伤的特点。

【答案】

1. 问诊思路　患者受伤时间、急救处理的情况，以及既往史、用药史、药物过敏史。检查全身及四肢有无其他外伤及患者基础病的严重程度。

2. 急诊救治顺序　①制动、冰敷、加压包扎、抬高患肢。②建立静脉通路，用降血压药。③心电监护、观察患肢血液循环状况。④及时配合医生检查、治疗，做好术前准备。

3. 多发伤是指在同一致伤因素下，机体有两个或两个以上解剖部位或脏器受到严重损伤，其中有一处是危及生命的损伤。复合伤是指人体同时或相继受到两种以上不同性质的致伤因素的作用而发生的损伤。

4. 多发伤的特点　①应激反应严重、病情变化快、死亡率高。②病情重、休克发生率高。③严重低氧血症。④容易漏诊和误诊。⑤伤后并发症和感染率高。

案例十一：咯血

【病例介绍】

患者，女，38 岁。主诉咳嗽、咳脓痰 3 天，2h 前咯血约 100ml。观察：面色苍白、精神紧张、口周发绀、脉数。查体：T 37.6℃，P 110 次/分，R 14 次/分，BP 100/60mmHg，肺部有湿啰音。实验室检查：WBC 18×10^9/L，N 87.8%，RBC 3.50/L，Hb 10.5g/L，血氧饱和度 90%。患者患支气管扩张十余年。

【问题】

1. 请阐述你的问诊思路。

2. 请说出你的分诊思路。

3. 请说出急诊救治顺序。

4. 对大咯血窒息如何紧急处理?

5. 如何鉴别呕血与咯血?

【答案】

1. 问诊思路:①确定是否是咯血:前驱症状、咯血性状、颜色以及量、既往史。②伴随症状以及末梢循环的状态如何?生命体征是否稳定?实验室检查指标如血氧饱和度、RBC、Hb如何?

2. 分诊思路 ①病情分诊思路:患者有咯血、口周发绀、面色苍白、脉数等症状,属于Ⅰ级,如不紧急救治会危及生命,必须将其分到抢救室进行急救。②疾病分诊思路:前驱症状是咳嗽、咳脓痰,继之咯血,有支气管扩张病史,WBC增高、中性粒细胞增高、血氧饱和度下降,最大可能是支气管扩张引起的咯血。

3. 急诊救治顺序

(1) 如出现大咯血应立即行气道吸引,保持呼吸道通畅,侧卧或平卧,头偏向一侧,吸氧。

(2) 开放静脉通道,应用止血药垂体后叶素10~20U加入5%葡萄糖500ml中静脉点滴。补充血容量,必要时输血,积极预防和控制感染。

(3) 实施监护,严密观察病情变化,注意有无窒息、休克、呼吸衰竭、循环衰竭的表现。

(4) 保证气道开放,必要时吸出血块以及时清理呼吸道。

(5) 纤维支气管镜止血:上述治疗无效者可经纤维支气管镜检查发现出血部位,用去甲肾上腺素2~4mg+生理盐水10~20ml局部滴入;还可用支气管镜放置Forgarty气囊导管堵塞出血部位止血;还可用Kinoshita方法,用凝血酶或纤维蛋白原经纤维支气管镜灌洗止血，可取得满意效果。

（6）紧急外科手术治疗：仅用于内科综合治疗和有窒息危险的大咯血患者。适应证：①咯血量>600 ml/12h。②一次咯血量≥200 ml 并于 24 h 反复发生。③曾有大咯血窒息史。

（7）支气管动脉栓塞术：大咯血多来自体循环系统，即支气管动脉或其分支血管破裂出血。对不宜手术、保守治疗无效、致命性大咯血者有意义。

4. 出现大咯血时，如患者突然停止咯血，并出现呼吸急促、面色苍白、口唇发绀、烦躁不安等症状时，常为咯血窒息，应及时抢救。紧急处理措施为保证气道开放，置患者头低足高 45°的俯卧位，同时拍击健侧背部，保持充分体位引流，尽快使积血和血块由气管排出，或直接刺激咽部以咳出血块。必要时可行气管插管或气管切开，以及时清理呼吸道。

5. 呕血与咯血的鉴别见下表。

	呕血	咯血
颜色	咖啡色、暗红色，偶有鲜红色	鲜红色
血内混有物	食物残渣或胃液	泡沫及痰
出血方式	呕出	咯出
伴随症状	上腹部不适、恶心、呕吐	喉部瘙痒、胸闷、咳嗽
黑便	常伴有	无（吞下血液后可有）
酸碱反应	酸性	碱性
病史	消化系统病史	呼吸系统病史

案例十二：茶色尿

【病例介绍】

患者，男性，57 岁。主诉反复恶心、呕吐 9 天，血便

5天、无尿4天于2月27日收入急诊监护。病史：到外地出差时出现畏寒、寒战、全身乏力，自认为“感冒”。服氯芬待因（含双氯芬酸钠25mg、磷酸可待因15mg）止痛，2片/次，共2次。服药后全身剧痛，以肾区疼痛为著，肢体不能活动，尿量减少，呈茶色尿。2月26日晚出现呕血，排黑便，全身乏力加重。2月27日返回北京，于6：30pm来院就诊。

既往史：体健，发病前正常工作，吸烟20年，近20支/天，无饮酒史；定期染发，无高血压家族史，无糖尿病家族史。

查体：神志清，BP 150/60mmHg，P 85次/分，贫血貌，剑突下压痛（+）。

实验室检查：尿素氮87.9mmol/L，肌酐1206μmol/L，Na^+ 122.5mmol/L，K^+ 6.54 mmol/L，二氧化碳结合力15.4mmol/L。

2月28日血肌红蛋白1230.5ng/mL，肌酸激酶52 346U/L，WBC 18.56×10^9/L，RBC 1.74×10^{12}/L，Hb 52g/L。尿比重1.020，小便潜血大量，尿蛋白1.0g/L；黑便3次，量约500 ml。经过头孢吡肟抗感染、奥美拉唑抑酸、奥曲肽止血、输入压积红细胞纠正贫血、连续性静脉-静脉血液滤过，经过救治，患者基本治愈出院。

【问题】

1. 请用病情等级分类对该患者进行分诊。

2. 请说出此患者最可能的诊断。

3. 请分析患者发病和出现茶色尿的原因。

4. 对此患者如何救治？

【答案】

1. 患者出现全身疼痛、乏力、黑便、无尿，病情属Ⅲ级，急性症状不能缓解，应分到诊室优先诊治。

2. 依据全身疼痛、血肌红蛋白1230.5ng/ml、肌酸激酶52 346U/L、LDH1013 U/L、茶色尿，此患者最可能的诊断是横纹肌溶解症。横纹肌溶解症典型的“三联征”是肌痛、乏力和深色尿；主要特征是肌酸激酶、肌红蛋白增高和肌红蛋白尿。

3. 发病原因　药物氯芬待因是引起横纹肌损伤导致肌酸激酶、肌红蛋白增高和肌红蛋白尿、茶色尿的原因，由于血肌红蛋白增高，导致肌红蛋白尿，出现茶色尿或可乐尿。

4. 对此患者的救治包括　①早期病因治疗。②纠正酸中毒，碱化尿液：有利于肌红蛋白从尿液中排出，从而减轻肌红蛋白的毒性。一般用5%碳酸氢钠100～150ml。③减少肌肉损伤，恢复血流，纠正血容量，大量补液。④防治急性肾衰竭：用呋塞米和连续性静脉-静脉血液滤过。⑤对症治疗：抗感染、止血、纠正贫血、纠正电解质紊乱。

案例十三：胸痛

【病例介绍】

患者，男，81岁。主因胸痛5h，头晕、呕吐10min，胸痛向后背部放射，自服硝酸甘油无缓解，于4月18日23：25由120送至急诊。

查体：P 55次/分，BP 100/60mmHg，血氧饱和度97%，神志清，精神可，双肺（－），心律齐，腹软。心电图示V_3～V_6导联T波低平。

实验室检查：WBC 11.24×10^9/L，N 79.4%，Hb 93g/L，PLT 166×10^9/L，Glu 9.65mmol/L。活化部分凝血活酶时间34.4s，D-二聚体1288.2ng/ml，纤维蛋白降解产物＞20ng/ml；心肌梗死三项：阴性；血气分析正常。

治疗：在急诊留观室给予吸氧、心电监测及丹参、硝酸异山梨酯等治疗，患者胸痛仍未缓解。

4月19日4：50左右患者大便后站起时感头晕，倒地，无意识丧失，伴有恶心、呕吐1次，呕吐物为胃内容物，无咖啡色液体，量多，伴有上腹痛。即将其送至抢救室。

查体P 88次/分，R 17次/分，BP 92/73mmHg，血氧饱和度100%，神志清，两肺呼吸音低，心律齐，腹软，剑突下压痛阳性，右下腹压痛（±），双下肢（－），复查心电图、心肌梗死三项无动态变化，D-二聚体＞5000ng/ml，增强CT口头回报排除肺栓塞。

【问题】

1. 请用病情等级分类分析分诊正确与否。

2. 请说出此患者最可能的诊断。

3. 请分析患者胸痛、腹痛的原因。

4. 请说出本病与肺栓塞和心肌梗死的鉴别要点。

【答案】

1. 该患者分诊不正确。此患者“胸痛5h，头晕、呕吐10min服硝酸甘油无缓解”，病情等级分类属于Ⅱ级，有潜在生命危险，应立即将其送入抢救室。

2. 此患者经治疗胸痛仍未缓解，血压下降，后查，D-二聚体＞5000ng/ml，而血氧饱和度100%，心电图、心肌梗死三项无动态变化，故排除肺栓塞和心肌梗死，鉴于又有转移性疼痛应首先考虑动脉夹层。

3. 胸痛是动脉夹层最重要、最突出的症状。其特点为突然发作的撕裂样或刀割样胸骨后锐痛，可放射至前胸、后背及上腹，患者常难以忍受且多伴有恶心、呕吐和出汗。从胸痛到腹痛，表现为转移性疼痛，提示动脉夹层进一步剥离，已剥离到腹主动脉，故引起腹痛。疼痛可反复发作，每次发作提示又有新的撕裂。

4. 胸痛的鉴别要点　①肺栓塞：胸痛剧烈，可向肩部或腹部放射，有呼吸困难，低氧血症，心肌酶检查阴性，D-二聚体升高。心电图特征：Ⅰ导S波深，Ⅲ导常见Q波，T波倒置。②心肌梗死：胸痛剧烈，呈压榨样逐渐加重，向胸骨后放射。心肌酶检查阳性，心电图特征：Q 波（过深/过宽）→ 心肌梗死，ST 段上抬 → 急性心肌梗死，T 波倒置。③主动脉夹层动脉瘤：胸痛特点为突然发作的撕裂样或刀割样胸骨后锐痛，可放射至前胸、后背，还有转移性腹痛。心肌酶检查阴性，D-二聚体极高，无低氧血症，心电图无动态变化。

案例十四：急性中毒

【病例介绍】

患者，男，22 岁。主因“5h 前自服氯氮平约 200 片”于 5 月 13 日 7：20 平车入院。患者 5h 前自服药物后上床睡觉。今晨家人发现其打鼾，全身大汗不能唤醒，并发现其身旁有 2 个氯氮平空瓶（100 片/瓶）。家人立即驾车将其送至我院急诊。既往史：患精神分裂症 5 年，平时服用氯氮平、奋乃静控制。

入院查体：T 35.8℃，P 96 次/分，R 24 次/分，BP 159/51mmHg，鼾声呼吸，血氧饱和度 97%。躁动，四肢抽搐，全身皮肤、黏膜无黄染，双侧瞳孔等大等圆，直径约 3mm，对光反射迟钝，压眶反射消失，双肺呼吸音粗，可闻及干啰音。心律齐，腹平软，肝、脾触诊不满意。四肢肌张力正常，双侧 Babinski 征（—），WBC 14.63×10^9/L，Hb 169g/L，PLT 158×10^9/L，中性粒细胞 88.3%，ECG 示窦性心动过速。

【问题】

1. 请阐述氯氮平中毒的机制及此患者中毒分度。
2. 请说出急诊救治的程序。
3. 如何护理中毒患者?
4. 请说出对服药中毒患者洗胃时要注意的问题和对策。

【答案】

1. 机制及分度　大量的氯氮平短时间内经消化道进入

人体，被吸收入血，经肝代谢后，产生代谢产物使中枢神经系统受到广泛抑制，导致患者意识丧失、反射消失，继而出现呼吸抑制和血压下降。急性中毒分为三度：①轻度：嗜睡，但可唤醒，有判断力和定向力障碍，生命体征平稳。②中度：浅昏迷，呼吸浅慢，血压正常，角膜和咽反射存在。③重度：深昏迷，呼吸和循环衰竭，血压下降、肺水肿甚至死亡。此患者为中度。

2. 救治程序　①救治致死性症状：为昏迷患者插气管插管。②清除未吸收毒物：洗胃。③清除已吸收毒物：利尿、血液灌注。④对因治疗：强心、利尿、扩容，碱化尿液。⑤对症治疗：吸氧，抗心律失常。

3. 护理

(1) 病情观察：①生命体征的观察，以及意识、呼吸、血压、尿量。②洗胃的观察：观察洗出液的性质、量以及出入液体是否平衡、腹部是否膨隆。③用药的观察：观察是否有副反应及不良反应，如窦性心动过速、血糖升高等。

(2) 基础护理：①洗胃技术。②禁食水，胃肠减压。③翻身拍背并防止并发症的发生。④血液灌流：是由血液借助体外循环，引入装有固态吸附剂的容器中，以吸附清除某些外源性或内源性毒物，达到血液净化的一种治疗方法。更进一步说，就是把血液中的某些代谢产物、外源性药物和毒物吸附到具有丰富表面积的固态物质上去，从而除去血中内源性或外源性的毒物。最常用的吸附材料是活性炭和树脂。它可缩短患者清醒所需时间，氯氮平的排除率为 $(30.98\pm21.36)\%$。

(3) 心理护理：指导家属提供亲情支持，使其情绪逐渐稳定，能心情良好地积极配合治疗；消除患者的紧张、恐惧情绪，给予精神安慰。

4. 洗胃时应注意的问题和对策　目的是迅速排除毒物，阻止毒物进一步吸收。

（1）有关洗胃技术的问题和对策：①吞入强酸或强碱时严禁洗胃，用低压灌注法注入保护剂，每次 200ml。②有食管静脉曲张、主动脉瘤、严重心脏病、上消化道出血、胃穿孔的患者严禁洗胃。③洗胃液的性质根据毒物而定，一般选用清水，液体温度为 37℃。④洗胃液每次 300～500ml，先出后入，出入要平衡，首次洗胃总量一般在 10 000～30 000ml。

（2）有关洗胃时注意的问题和对策：①与呼吸的关系：要求先建立人工气道后再洗胃。②与意识的关系：昏迷者必须先建立人工气道后再洗胃，以防止误吸；并且要给予保护性约束，防止意外拔管。③与抽搐的关系：使用抗毒药的同时洗胃。④与寒战的关系：可采取保暖的方法。⑤与水肿的关系：严格记录出入量。⑥与胃出血的关系：少量出血用胃黏膜保护药，大量出血需停止洗胃，给予胃肠减压并观察出血情况。洗胃过程中要密切观察生命体征、腹部情况和洗出液的性质。

案例十五：上消化道大出血

【病例介绍】

患者，男，47 岁。主诉呕血 2 日 ，意识不清半日。患者于 2 日前出现呕血一次，具体量、颜色、大便情况不详，半日前出现意识不清、烦躁不安，无抽搐。入院后 1h 再次呕暗红色血，内有血块，量约 1000ml。

体格检查：神志欠清楚，烦躁不安，查体欠合作。全身皮肤、黏膜无出血，无皮疹，贫血貌，腹平软，无压痛和反跳痛，肝、脾肋下未触及。肠鸣音 5～6 次/分，双下肢不水肿。生命体征：P 150 次/分，R 19 次/分，BP 96/73mmHg，体温拒测。

实验室检查：WBC 12.6×10^9/L，Hb 72g/L，中性粒细胞百分比 71.2%，PLT 201×10^9/L，血氨 247μmol/L；凝

血功能：PT 15.26s，PTA 53％，纤维蛋白原 231mg/dl，纤维蛋白原降解产物 5～20μg/ml，D-二聚体 252ng/ml。

既往史：酒精性肝硬化，食管-胃底静脉曲张，胆囊切除术后。

【问题】

1. 该患者所患的是什么疾病？

2. 什么是上消化道出血？

3. 该患者所患的是不是上消化道出血？

4. 本患者是什么原因导致的上消化道出血？

5. 本患者属于什么性质的上消化道出血？

6. 对本病如何治疗和护理？

【答案】

1. 本患者为酒精性肝硬化合并食管-胃底静脉曲张破裂出血导致上消化道出血，而致肝性脑病。

2. 上消化道出血是指屈氏韧带以上的消化道包括食管、胃、十二指肠、胆道、胰腺等部位的出血。血液经口吐出，即为呕血；与胃酸接触转变为酸性血红素，呕出的血液呈棕褐色，通过肠道排出，血液中的铁经肠道细菌作用变成硫化铁而使大便变黑，即黑便。

3. ①此患者有酒精性肝硬化病史，既往也有食管-胃底静脉曲张病史。因此上消化道出血——食管-胃底静脉曲张破裂出血成立。临床表现为呕血和黑便、周围循环衰竭、氮质血症（血尿素氮在 24～48h 达高峰）、发热（在 24h 内发生，持续 3～5 天，一般不超过 38.5℃）、血象变化（3～4 天出现贫血，2～5 天出现白细胞计数升高）。②依据意识不清、烦躁不安、血氨明显升高（247μmol/L），肝性脑病的诊断成立。

4. 长期过度饮酒，乙醇及其衍生物乙醛可使肝细胞反复发生脂肪变性、坏死和再生，而导致酒精性肝硬化。肝硬化是一种慢性进行性肝病，由于一种或多种致病因素长期或反复地损害肝细胞，造成广泛的肝细胞变性、坏死、纤维组织增生，导致肝小叶结构破坏、假小叶形成和肝质地变硬。病变发展机制为：肝硬化→门脉高压→门-体侧支循环建立→食管-胃底静脉曲张。如进食不当，可导致食管-胃底静脉曲张破裂出血。

5. 上消化道出血依据其出血量可分为三度

（1）重度出血：表现为烦躁不安、出冷汗、四肢厥冷、尿少或尿闭、意识模糊等周围循环衰竭的征象，检查：①心率在120次/分以上。②收缩压在60～80mmHg以下，或比基础血压降低25%以上。③Hb低于7g/dl，RBC低于3.0×10^{12}/L。④中心静脉压降低。失血量占全身总量的30%以上。

（2）中度出血：表现为眩晕、口渴、烦躁不安、心慌、尿少，经卧位休息，症状减轻，但脉率为100次/分，收缩压降至90mmHg，Hb 10g/dl左右，出血量为500～1000ml。

（3）轻度出血：可无症状或有轻度头晕，脉搏、血压正常，血红蛋白、RBC和红细胞比容正常，随之可出现怕冷、皮肤苍白、头晕、疲乏，脉搏和血压随体位改变，颈静脉塌陷，尿色深，出血量小于500ml。

6. 治疗原则　迅速扩充血容量——补液或输血；快速有效止血（药物止血、双气囊三腔管压迫止血、镜下止血、外科手术止血）；对症治疗。

7. 护理措施

（1）病情观察：①生命体征的观察，一般患者出现头晕、心动过速、血压下降等表现说明出血量大于1000ml，且出血的速度较快。因此T、P、R、BP、意识的观察很重要，尤其脉搏与血压的关系（即休克指数）可成为评估出血量和是否有出血倾向的依据，故应定时检测并记录。如果生命体征平稳要注意体位改变对血压和心率的影响。②出血的观察：主要是色和量的观察，一般认为，出血量为5～6 ml大便潜血呈阳性；出血量50～70ml呈黑便；胃内储血量达250～300ml可引起呕血；出血量＜500ml，呕吐物为咖啡色（血液与胃液结合转变为正铁血红素）；出血量>500ml，呕吐物为暗红色并有血块；呕吐物为鲜红色（血液未能与胃液作用即呕出），提示出血量大；出血量500～1000ml，排出柏油样大便（血液与肠道细菌作用变成硫化物）；如排出暗红色便（血液未能与肠道硫化物作用即排出）提示出血量大；如呕血又伴有便血，是特别不祥的预兆。一般出血停止后，如患者每日排便一次，3天无黑便，7天大便潜血阴性。准确记录呕血、便血的量与次数是估计出血量的关键。③出血倾向的观察：经积极治疗，血压、脉搏仍不稳定的；下胃管和三腔双囊管持续抽出新鲜血的；中心静脉压恢复又下降的；便血次数较频、肠鸣音亢进的；补液和尿量足够时或出血后3天血尿素氮仍未下降的；经治疗循环状况仍未改善的；红细胞计数及比容、血红蛋白测定继续下降，而网织红细胞计数上升等，都是提示出血未止的危险因素。④尿量的观察：重度出血的患者应留置尿管以便观察尿量。尿量的多少提示休克纠正与否，成人>30ml/h，儿童>20ml/h，说明有足够的肾灌注量。否则说明血容量未补足。⑤皮肤的观察：皮肤的温度、颜色和干湿状况能提示周围循环衰竭的改善程度。要观察口周、四肢末梢是否由苍白、发绀转为红润，皮肤是否由湿冷转为干燥、温暖，这些都提示周围循环衰竭是否有改善。⑥输液速度和量的观察：严重失血性休克，补充血容量要先快后慢，前1h是关键，必要时加压输液、输血，以快速增加血容量。血压达到满意后，可减慢速度，以维持血压和有效尿量为原则。防止输液、输血过多、过快而引起再次出血和急性肺水肿。尤其对有心、肺、肾疾患的老年患者更应警惕，更应加强心脏的监测。最好在中心静脉压的监测下进行。⑦止血药的观察：使用垂体后叶素时要注意副作用，尤其对门脉高压症患者的血压要注意不宜过高。稳定在90～100/60mmHg为宜。

（2）护理：

1）基础护理：大出血的患者除绝对卧床休息、及时更换床单外还应做好以下护理：①尿管护理：每日清洁会阴部及尿道口，以防止细菌滋长而导致尿路感染。尿路未感染前一般不做膀胱冲洗，以防逆行感染。患者病情好转稳定后尽快拔管。②口腔护理：呕血患者由于血液留存口内，使患者轻则致口腔舒适的改变，重则使口腔成为细菌的天然培养基，使口腔定植菌增多，易致呼吸道感染。因此最好用盐水纱布进行口腔护理，每日 2 次。在病情允许下须加强呕血后的漱口。

2）饮食的护理：上消化道出血的患者出血停止后，对饮食多心有余悸，应加以指导。对少量出血无呕吐者可选用温凉、清淡无刺激性流食。进食可减少胃的饥饿性收缩运动和中和胃酸，促进黏膜愈合，维持营养需要。出血停止后改半流食。开始少量多餐，以后改为正常饮食；对出血量大的患者，一般出血停止 24h 后可以进低温流食 3 天（米汤、藕粉、牛奶、酸奶等），低温半流食 3 天（米粥、面片、软面条、馄饨、鸡蛋羹等），温的软食 3 天后未见出血可转普食。正常普食应以易消化、高热量、高蛋白、高维生素、低或无纤维的食物为主。忌生冷硬、刺激性食物和饮料；对于不能经胃肠进食者应给予完全胃肠外营养，以保证营养摄入。

3）专科护理：①局部止血措施：用去甲肾上腺素或凝血酶加入生理盐水 100ml 后注入胃内，注意更换体位使药物与出血部位充分接触以达止血效果。出血停止后要及时停药，尤其使用去甲肾上腺素时间长可引起胃黏膜缺血而不利于溃疡面愈合。②气囊压迫止血：对食管和胃底静脉曲张破裂出血的止血有效率为 70%～80%。气囊的压力是关注的重点。压力过小，止血效果差；压力过大，鼻部的皮肤、黏膜尽管垫入棉球仍出现缺血坏死，患者很痛苦。因此牵引固定在面部时 4～6h 后，需及时为鼻部的皮肤黏膜减压，以缓解缺血坏死（具体见第二站）。③硬化止血：内镜是目前评估上消化道出血最有效的诊断工具。对于持续出血患者，尤其是溃疡和静脉曲张引起的出血不止，用纤维胃镜直视下将硬化剂注入曲张静脉内，使血管内形成血栓、闭塞曲张静脉与曲张静脉之间一层厚的纤维化组织，以加强血管壁抵抗力，达到防止破裂出血的目的，效果明显。术后 24～48h 患者可有低热、心动过速。术后观察 24h，如无出血可进温凉流食。

4）心理护理：出血本身对患者是一种恶性刺激，给患者带来恐惧、不安、悲观、痛苦等心理问题。护理人员应以精湛的技术、优良的作风赢得患者的信任；再以激励的方法鼓励和帮助患者树立战胜疾病的信心，使其调动自身免疫功能和医护人员一起战胜疾病。

（徐国英）

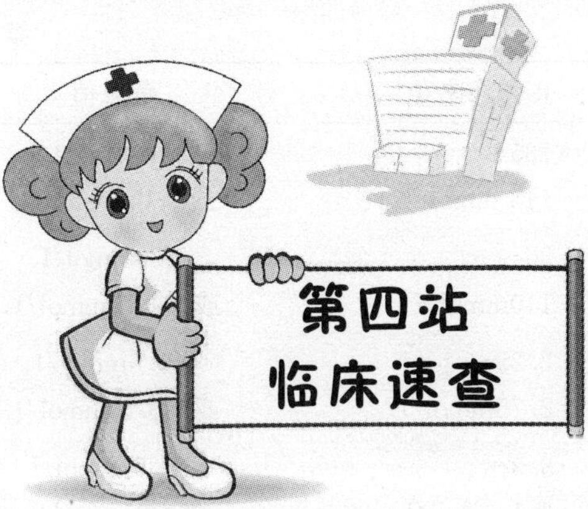

项目	正常参考值	危急值
全血		
血红蛋白（Hb）	男 120～160 g/L 女 110～150 g/L	＜5.0 g/L 或＞20.0g/L
白细胞计数（WBC）	（4.0～10.0）×10^9/L	＜0.5×10^9/L 或＞30×10^9/L
血小板（PLT）	（100～300）×10^9/L	＜50×10^9/L 或＞1000×10^9/L
凝血酶原时间（PT）	8.8～13.8s	＞20s
活化部分凝血激酶时间（APTT）	25.4～38.4s	＜20s 或＞70s
抗人球蛋白试验（Coomb 试验）	阴性	
钾（K^+）	3.5～5.5mmol/L	＜3.0mmol/L 或＞5.8 mmol/L

续表

项目	正常参考值	危急值
钠（Na^+）	135～145 mmol/L	<110 mmol/L 或>150mmol/L
氯（Cl^-）	96～110mmol/L	<80mmol/L 或>115 mmol/L
钙（Ca^{2+}）	2.25～2.75mmol/L	<1.6mmol/L 或>3.5 mmol/L
血糖	3.3～6.1 mmol/L	<2.5 mmol/L 或>25mmol/L
尿素氮（BUN）	3.6～7.1mmol/L	>14.2mmol/L
肌酐（Cr）	1～2 mg/dl	
胆碱酯酶活性	80%～100%	
淀粉酶（AMS）	0～200U/L	>500U/L
CK-MB	0～4.3ng/ml	>1ng/dl
肌钙蛋白I（TnI）	0～0.4ng/ml	1.5ng/ml
血气分析		
酸碱度（pH）	7.35～7.45	<7.25 或>7.55
氧分压（PaO_2）	80～100mmHg	<45mmHg
二氧化碳分压（$PaCO_2$）	35～45 mmHg	>60 mmHg
血氧饱和度（SaO_2）	95%～100%	<75%

一、常用评估量表

1. Glascow 昏迷评分及预后评分 Glascow 昏迷评分（Glascow coma scale，GCS）是由 Teasdale 和 Jennett 于 1974－1976 年提出的，用于评估患者的意识状态，能客观、量化地反映病情，为临床护理人员观察病情提供了可靠的数字依据，目前国际上广泛采用。正常值为 15 分，表示为 E4V5M6。

	反应	评分
睁眼反应（E）	自动睁眼	4
	呼唤睁眼	3
	疼痛反应	2
	无反应	1
语言对答（V）	回答正确	5
	回答错乱	4
	言语不清	3
	只能发音	2
	无反应	1
运动反应（M）	按吩咐做动作	6
	刺激时能定位	5
	刺激时躲避	4
	刺痛时身体屈曲	3
	刺痛时身体过伸	2
	无反应	1

总分 15 分，7 分以下昏迷，3 分提示脑死亡或预后不良。

注意事项：①对插管不能言语的患者应嘱其睁眼闭眼。②失语的患者要注明。③患者有四肢瘫时，评估运动反应时可让患者伸舌。④偏瘫患者评估运动反应应选择健侧肢。⑤疼痛刺激方法是压眶上神经、捏耳。

2. 心功能评分 美国纽约心脏病学会（NYHA）1928 年依患者自觉的活动能力分为四级：

Ⅰ级	有心脏病但活动量不受限制，平时一般活动不引起疲乏、心悸和呼吸困难
Ⅱ级	体力活动受到轻度的限制，休息时无症状，但平时一般活动可引起疲乏、心悸和呼吸困难
Ⅲ级	体力活动受到明显的限制，小于平时一般活动即引起上述症状
Ⅳ级	不能从事任何体力活动，休息状态下也出现心力衰竭症状，体力活动后加重

3. 肢体力量评分

0	没有活动
1	微量活动（只见肌肉收缩）
2	在床上水平移动
3	能抬高肢体但无抵抗力
4	能抬高肢体有抵抗力
5	正常活动

4. 镇静深度评分量表（Ramsay 量表）

1	清醒	患者焦虑和激越，或烦躁，或兼而有之
2		患者合作，具有定向力且安静
3		患者仅对命令有反应
4	睡眠	轻叩眉间或大声刺激时可迅速反应
5		轻叩眉间或大声刺激时反应迟钝
6		轻叩眉间或大声刺激时无反应

（通常认为镇静指数 2 和 3 为理想的镇静水平）

5. 痰量评估标准

0	吸痰时没有痰或只在吸痰管外侧有少量痰迹
1	吸痰时只在吸痰管顶端内侧有痰液
2	吸痰时吸痰管内充满痰液
3	大量痰液吸痰时间少于 12s
4	大量痰液吸痰时间大于 12s

6. APACHE Ⅱ急性生理学评分标准

等级	+4	+3	+2	+1	0	+1	+2	+3	+4
肛温（0℃）	≥41	39~40.9		38.5~38.9	36~38.4	34~35.9	32~33.9	30~31.9	<29.9
平均血压(mmHg)	≥160	130~159	110~129		70~109		50~69		≤49
心率(次/分)	≥180	140~179	110~139		70~109		55~69	40~54	≤39
呼吸(次/分)	≥50	35~49		25~34	12~24	10~11	6~9		≤5
氧分压 FiO_2<0.5					>70	61~70		50~60	<50
pH	≥7.7	7.6~7.69	7.5~7.59		7.33~7.49		7.2~7.32	7.15~7.24	<7.15
血清钠 Na^+(mmol/L)	≥180	160~179	155~159	150~154	130~149		120~129	111~119	≤110
血清钾 K^+(mmol/L)	≥7	6~6.9		5.5~5.9	3.5~5.4	3~3.4	2.5~2.9		<2.5
肌酐 Cr*(mg/100ml)	≥3.5	2~3.4	1.5~1.9		0.6~1.4		<0.6		
白细胞 (×10^9/L)	≥40		20~39.9	15~19.9	3~14.9		1~2.9		<1
红细胞压积(%)	≥60		50~59.9	46~49.9	30~45.9		20~29.9		<20
血清 HCO_3^- (mmol/L)	≥52	41~51.9		32~40.9	22~31.9		13~21.9	15~17.9	<15

7. Apachē Ⅱ年龄及慢性健康状况评分标准

年龄（岁）	分值	慢性健康状况	分值
≤44	0		0
45～54	2	择期手术	2
55～64	3		3
65～74	5	非手术或急诊手术	5
≥75	6		6

二、抢救药品

1. 肾上腺素：1mg/支

作用及用途：直接兴奋α、β受体，兴奋心血管系统，抑制支气管平滑肌和加强新陈代谢，使周围血管收缩，心率加快，血压增高，用于心脏复苏、过敏性休克、支气管哮喘及局部止血，用于鼻出血、齿龈出血；或与局麻药配伍，延缓局麻药的吸收，延长局麻作用时间，并减少局麻药吸收中毒的可能性。

不良反应：心悸、头痛、激动不安、震颤、血压升高等，有诱发脑出血的危险，也能引起心律失常，甚至发展为心室纤颤。

2. 去甲肾上腺素：1mg/支

作用与用途：对α受体作用强，对β_1受体有一定作用，主要表现为兴奋心血管系统，具有很强的血管收缩作用，使外周阻力增高，血压上升。静脉滴注用于各种原因引起的休克，且可用于胆道与胃手术中止血。

不良反应：局部组织缺血坏死、急性肾衰竭，长期用药突然停药，可引起血压剧降。

3. 异丙肾上腺素：1mg/支

作用及用途：为β受体兴奋药，可增强心肌收缩力，加快心率，扩张周围血管及支气管平滑肌，促进代谢。用于支气管哮喘急性发作、房室传导阻滞及各种休克和心搏骤停。

不良反应：心悸、头痛、头晕，对缺氧患者易起心律失常及诱发或加剧心绞痛，哮喘患者长期滥用可引起猝死。

4. 多巴胺：20mg/支

作用及用途：兴奋α、β、DA受体，促进去甲肾上腺素能神经末梢释放NA。主要表现为对心脏、血管、肾的影响，能增加心脏收缩力及排血，使血压升高，舒张肾血管，使肾血流量和肾小球滤过率增加，直接抑制肾功能小管重吸收钠，具有排钠利尿作用。用于中毒性、出血性及心源性休克，和利尿药配伍应用，治疗急性肾衰竭。

不良反应：静脉滴注速度过快，可出现心动过速，甚至诱发心律失常、头痛和高血压。

5. 尼可刹米：0.375g/支

作用及用途：为最常见的呼吸兴奋药，主要是通过直接兴奋呼吸中枢，同时还间接地通过刺激颈动脉体和主动脉体的化学感受器反射性地兴奋呼吸中枢，使呼吸加快加深，并提高呼吸中枢对二氧化碳的敏感性，主要用于各种原因引起的中枢性呼吸、循环衰竭。

不良反应：大剂量可兴奋整个中枢神经系统，引起心率加快、血压升高、咳嗽、呕吐、肌肉震颤，甚至引起惊厥。

6. 洛贝林：3mg/支

作用及用途：能选择性地兴奋中枢神经系统，提高中枢神经系统功能活动，主要用于抢救各种原因引起的中枢性呼吸抑制，严重疾病，如严重感染、创伤等所致的呼吸抑制或衰竭，主要用于新生儿窒息、小儿感染性疾病引起的呼吸衰竭和一氧化碳中毒。

不良反应：过量时可产生过度兴奋而导致惊厥，严重惊厥后随即转入抑制，甚至引起死亡。

7. 毛花苷 C（西地兰）：0.4mg/支

作用及用途：加强心肌收缩力，增加心功能不全患者的心输出量，减慢心率，降低窦房结的自律性，增高浦肯野纤维的自律性，使心房肌加速传导，使房室结减慢传导，可加速心房肌的复极过程，使心电图 T 波降低、倒置或双向；S－T 段降低，典型时呈鱼钩状改变；P－R 间期延长；Q－T 间期缩短；P－P 间期增大。用于治疗慢性心功能不全、心房纤颤、心房扑动、室上性阵发性心动过速。

不良反应：胃肠反应表现为厌食、恶心、呕吐等；神经系统反应表现为头痛、眩晕、视力及视色障碍等；可出现各种心律失常，如过缓型、传导阻滞、异位心律、不规则心律。

8. 阿托品：0.5mg/支

作用及用途：只与 M 受体结合而无内在活性，可竞争性地拮抗 Ach 或其他 M 胆碱受体激动药对 M 受体的激动作用。大剂量可阻断 N_1 胆碱受体，并有中枢作用。①抑制腺体分泌。②散瞳、升高眼内压和调节麻痹。③松弛内脏平滑肌。④解除迷走神经对心脏的抑制。⑤扩张血管、改善微循环。⑥中枢兴奋作用。临床上多用于胃、肠、胆、肾绞痛、早期感染性休克、麻醉前给药、阿-斯综合征、有机磷中毒、散瞳以治疗虹膜睫状体炎等。

不良反应：口干、心悸、视力模糊、皮肤燥红、体温上升、排尿困难、便秘等。过量中毒时除上述症状加重外，并出现中枢兴奋现象，如烦躁不安、言语不清、呼吸加快加深、谵妄、幻觉、惊厥等。严重中毒时中枢可由兴奋转入抑制，产生昏迷及呼吸麻痹等。

9. 呋塞米：20mg/支

作用及用途：作用于髓袢升枝粗段皮质和髓质以及髓质部，抑制 Na^+、K^+、Cl^- 的共同转运，使肾稀释功能降低。由于 NaCl 排出增加、重吸收减少，使髓质高渗压下降，肾的浓缩功能降低，水的重吸收减少，产生强大利尿作用；改善肾血液循环，可扩张肾血管，增加肾血流，改变肾血流分布，使肾皮质供血增加。用于各型严重水肿、肾功能不全、心功能不全、药物中毒。

不良反应：水和电解质紊乱如低血容量、低血钾、低血钠、低氯性碱中毒；耳毒性；胃肠反应；可引起高尿酸血症而诱发痛风。

10. 地塞米松：5mg/支

作用及用途：抗炎作用，可减轻炎症对组织的损害及防止组织粘连和瘢痕形成；抗免疫作用；抗毒作用，能提高机体对内毒素的耐受力，减轻内毒素对机体造成的损害；抗休克，对各种休克均有效，尤其是中毒性休克；对血液成分的影响：使血中红细胞、血小板、中性粒细胞数量增多，血红蛋白和纤维蛋白原的量也增多，使淋巴细胞和嗜酸性粒细胞减少；提高中枢神经系统的兴奋性。用于严重感染或炎症，防止某些炎症后遗症；自身免疫性疾病和过敏性疾病；抗休克；血液系统疾病。

不良反应：长期大剂量应用所致不良反应为类肾上腺皮质功能亢进症如满月脸、水牛背、向心性肥胖、皮肤变薄、痤疮、多毛、水肿、低血钾、高血压和糖尿、肌无力、肌萎缩；诱发或加重感染；诱发或加重溃疡；引起食欲增加、激动、失眠，偶致精神失常或癫痫发作。长期用药突然停药所引起的不良反应为医源性肾上腺皮质功能不全、恶心、呕吐、食欲不振、肌无力、低血糖和低血压等；反跳现象可引起原有病症复发或加重。

11. 地西泮（安定）：10mg/支

作用及用途：镇静催眠抗焦虑；治疗和辅助治疗各种类型的癫痫和惊厥；有中枢性肌肉松弛作用，可缓解脑血管意外、脊髓操作等中枢神经病变所引起的肌僵直等，可增强麻醉药的作用，作为电击复律及内镜检查前用药。还可用于治疗酒精成瘾后的戒断症状。

不良反应：常见有嗜睡、头晕、乏力，老年人常见便秘。大剂量可见共济失调、震颤。

12. 硝酸甘油：5mg/支

作用及用途：直接松弛血管平滑肌，降低心肌耗氧量，增加心肌缺血区供血供氧量。主要用于各型心绞痛、急性心肌梗死、慢性心功能不全。

不良反应：搏动性头痛、心率加快、体位性低血压、颅内压升高、诱发心绞痛、耐受性，使用时不宜突然停药。大剂量可致高铁血红蛋白血症，严重者可引起呼吸困难、发绀、昏迷甚至死亡。

13. 亚甲蓝（美蓝）：20mg/支

作用及用途：为氧化还原药，根据其在体内的不同浓度，对血红蛋白有两种不同的作用，低浓度时6-磷酸-葡萄糖脱氢过程中的氢离子经还原型三磷酸吡啶核苷传递给亚甲蓝，使其转变为还原型的白色亚甲蓝，白色亚甲蓝又将氢离子传递给带三价铁的高铁血红蛋白，使其还原为带二价铁的正常血红蛋白，而白色亚甲蓝又被氧化为亚甲蓝。亚甲蓝的还原—氧化过程可反复进行。高浓度时，亚甲蓝不能被完全还原为白色亚甲蓝，因而起氧化作用，将正常血红蛋白氧化为高铁血红蛋白。由于高铁血红蛋白易与CN^-结合形成氰化高铁血红蛋白，但数分钟后两者又离解，故仅能暂时抑制CN^-对组织中毒的毒性，用于氢化物及亚硝酸盐中毒。

不良反应：大剂量静脉注射时可致头痛、头晕、恶心、呕吐、胸闷、腹痛、多汗、尿道灼痛、心前区痛、神志不清等，用药后尿液稍呈蓝色，排尿时可有尿道口刺痛。

14. 硫酸镁：10ml/支

作用及用途：具有利胆、导泻、抗惊厥及降压作用，用于慢性胆囊炎和阻塞性黄疸、便秘，用于高血压危象、妊娠中毒症、破伤风和子痫引起的惊厥治疗。

不良反应：过量可引起呕吐、口渴、胃痛、发绀、瞳孔散大、尿少或尿闭、衰竭和虚脱等，导泻时服用大量高浓度硫酸镁可导致脱水。

15. 利多卡因：100mg/支

作用及用途：主要作用于浦肯野纤维和心室肌，促进 K^+ 外流，抑制 Na^+ 内流，影响心肌电生理特征。作用表现为：①降低浦肯野纤维的自律性：通过抑制 4 相 Na^+ 内流和促进 K^+ 外流，从而降低自律性。②改变传导速度，消除折返：细胞外 K^+ 浓度高时，可减慢传导，使单向阻滞变为双向阻滞而消除折返；细胞外 K^+ 浓度低时，可加快传导，消除单向阻滞而消除折返。利多卡因属窄谱抗心律失常药，仅用于室性心律失常，特别适用于危急情况。

不良反应：出现嗜睡、眩晕；大剂量使用可引起语言障碍、惊厥甚至呼吸抑制。偶见窦性过缓、房室传导阻滞等心脏毒性。

16. 10％葡萄糖酸钙：10ml/支

作用及用途：为钙补充剂，可以维持神经肌肉的正常兴奋性，促进神经末梢分泌乙酰胆碱。血清钙降低时可出现神经肌肉兴奋性升高，发生抽搐，血钙过高则兴奋性降低，出现软弱无力等。钙离子能改善细胞膜的通透性，增加毛细血管的致密性，使渗出减少，起抗过敏作用，钙离子能促进骨骼肌与牙齿的钙化形成，高浓度钙离子与镁离子之间存在竞争拮抗作用，可用于镁中毒的解救；钙离子可与氟化物生成不溶性氟化钙，用于氟中毒的解救。本药用于治疗钙缺乏、急性血钙过低、碱中毒及甲状腺功能低下所致的手足搐搦症、过敏性疾患、镁中毒时的解救、氟中毒的解救及心脏复苏。

本药静脉注射可有全身发热，过快可产生心律失常甚至心跳停止、呕吐、恶心。可致高钙血症，早期可表现为便秘、嗜睡、持续头痛、食欲不振、口中有金属味、异常口干等，晚期征象表现为精神错乱、高血压、眼和皮肤对光敏感。

17. 50%葡萄糖注射液：20ml/支

作用及用途：用于补充热量，治疗低糖血症时与葡萄糖和胰岛素一起静脉滴注，糖原的合成需钾离子参与，从而使钾离子进入细胞内，血钾浓度下降，故可用于治疗高钾血症，高渗葡萄糖注射液快速静脉推注有组织脱水作用，可用做组织脱水药。另外，葡萄糖是维持和调节腹膜透析液渗透压的主要物质，用于补充能量和体液；用于各种原因引起的进食不足或大量体液丢失、全静脉内营养、饥饿性酮症；低血糖症；高钾血症；高渗溶液用做组织脱水药；配制腹膜透析液；药物稀释剂；静脉法葡萄糖耐量试验；供配制极化液用。

不良反应：静脉炎；葡萄糖注射液外渗可致局部肿痛；反应性低血糖；高血糖非酮症昏迷；电解质紊乱，低钾、低钠及低磷血症；原有心功能不全者可使病情加重；高钾血症。

18. 胺碘酮（乙胺碘呋酮）：0.15g/支

作用及用途：Ⅲ类抗心律失常药。用于房性、交界性、室性早搏和心动过速、阵发性心房颤动。亦可用于心绞痛。

不良反应：主要有胃肠道反应及角膜色素沉着，偶见皮疹及皮肤色素沉着。

注意事项：①房室传导阻滞及心动过缓、碘过敏者忌用。②甲状腺功能紊乱者慎用。③服药期间应常查心电图。④本品能提高奎尼丁的血药浓度。⑤能增加钙离子拮抗药及β受体阻断药对窦房结、房室结及心肌收缩力的抑制作用。⑥与单胺氧化酶抑制药同用，使本品代谢降低。

19. 乌拉地尔（压宁定）：25mg/支

作用及用途：各种类型高血压、重症高血压、高血压危象、充血性心力衰竭、良性前列腺肥大。注射液：重症高血压、高血压危象、围术期高血压、充血性心力衰竭（主要用于治疗心脏病、扩张性心肌病、肾性高血压或肾透析引起的急性左心衰竭或慢性心脏衰竭病情加重者）。

不良反应：头晕、恶心、疲倦、瘙痒。禁忌证：孕妇及哺乳妇女，主动脉峡部狭窄，动-静脉分流患者。

20. 米力农：50mg/支

作用及用途：非苷类强心药，兼具血管扩张作用。选择性抑制磷酸二酯酶Ⅲ的活性，增强心肌收缩力，并使心肌耗氧量降低，尚能舒张血管，减轻心脏前、后负荷。用于充血性心力衰竭短期静脉用药。

不良反应：头痛、头晕、低血压、窦性心动过速、室性心律失常、恶心、呕吐、血小板减少等。过量时，可有低血压、心动过速反应。

注意事项：①严重室性心律失常患者、重度瓣膜狭窄病及对本品过敏者禁用。②严重低血压或血容量不足者，肝、肾功能损害严重者慎用。③用药期间应监测血压与心率，也应定期查血小板数。④合并用强利尿药时，应注意纠正血容量不足与电解质平衡。⑤对心房颤动或心房扑动患者，本品可增加房室传导，导致心室率增快，宜先用或联合应用控制心室率的药物。

21. 硝普纳：50mg/支

作用及用途：能扩张周围血管，用于其他降压药无效的高血压危象、心力衰竭。用于其他降压药无效的高血压危象，疗效可靠，而且由于其作用持续时间较短，易于掌握。用于心力衰竭，能使衰竭的左心室排血量增加，使心力衰竭症状得以缓解。

不良反应：恶心、不安、头痛、肌肉痉挛、出汗、皮疹等。如大剂量使用，特别是在肾衰竭患者，可能引起硫氰化物储蓄而导致甲状腺功能减退，亦可出现险峻的低血压症，故需严密监测血压。

注意事项：溶液需临用前配制。用于心力衰竭时，开始剂量宜小（一般是每分钟 25μg），逐渐增量。平均滴速血压高者为每分钟 186（25～400）μg，血压正常者为每分钟 71（25～150）μg。停药时应逐渐减量，并加用口服血管扩张药，以免出现病状“反跳”。用药期间，应严密监测血压、心率，以免产生严重不良反应。大量输入期间，水中氰化物水平可能增高，用时需特别注意。本品有导致胎儿氰化物中毒之虞，故不易用于妊娠。由于见光易变质，滴注瓶应用黑纸遮住。

22. 奥美拉唑（洛赛克）：40mg/支

作用及用途：过抑制胃壁细胞质子泵上 H^+、K^+-ATP 酶，能有效抑制基础和刺激后胃酸的形成，从而减少了胃酸的分泌。故本类药物又被称为“质子泵抑制剂”。主要用于：①主要适用于十二指肠溃疡和卓艾综合征，也可用于胃溃疡和反流性食管炎。②用于消化性溃疡出血、吻合口溃疡出血。③用于应激状态时并发的急性胃黏膜损害和非甾体类抗炎药引起的急性胃黏膜损伤。④亦常用于预防重性疾病如脑出血、严重创伤等，以及胃手术后预防再出血等。⑤全身麻醉或大手术后以及衰弱、昏迷患者防止胃酸反流合并吸入性肺炎。

不良反应：偶有恶心、头痛、腹泻、便秘及胃肠胀气，个别有皮疹。

注意事项：①本品可延长地西泮、华法林及苯妥英钠在肝内的灭活。②严重肾功能不全者、婴幼儿及孕妇忌用。肝功能受损者需要酌情减量。③本品抑制胃酸分泌的作用强，时间长，故应用本品时不宜同时再服用其他抗菌剂或抑酸药。为防止抑酸过分，在一般消化性溃疡等病时，不建议大剂量长期应用（卓-艾综合征例外）。④因本品能显著升高胃内 pH，可能影响许多药物的吸收。⑤治疗胃溃疡时应排除胃癌后才能使用本品，以免延误诊断和治疗。⑥动物实验中，长期大量使用本品后，观察到高胃泌素血症及继发胃内肠嗜铬样细胞增大和良性肿瘤的发生，这种变化在应用其他抑酸药及施行胃大部切除术后亦可出现。

23. 凝血酶：1000U/瓶

作用及用途：局部止血药。用于局部止血及消化道出血。用法用量：外用：局部止血：以生理盐水使其溶解成1ml含凝血酶50～250U，喷雾或灌注于创面。也可直接撒布粉末状凝血酶于创面外。口服：消化道止血：以温开水（不超过37℃）溶解成1ml含本品10～100U的溶液，口服或局部灌注，根据出血部位及程度调整浓度、用量、次数。

注意事项：①严禁作静脉、肌内或皮下注射。②临用前现配。③避免与酸、碱及重金属药物配伍，以保证本品活力。④如过敏则停药。⑤本品必须直接与创面接触才能起止血作用。

24. 生长抑素（思他宁）：3mg/支

作用及用途：能抑制胰腺、胆囊、胃及小肠的外分泌，降低内脏血流。用于严重急性食管静脉曲张出血、严重急性胃或十二指肠溃疡出血或并发急性糜烂性胃炎或出血性胃炎，胰、胆和肠瘘及糖尿病酮症酸中毒的辅助治疗，胰腺手术后并发症的预防和治疗，糖尿病酮症酸中毒的辅助治疗。

不良反应：少数有恶心、眩晕、脸红。注射速度高于50μg/min时，有恶心、呕吐现象。

注意事项：妊娠期、产后期以及哺乳期禁用。对本品过敏者禁用。

25. 奥曲肽（善宁）：0.1mg/支

作用及用途：为人工合成的八肽，保留了天然生长抑素十四肽的药理活性，且作用更强，更长效。可抑制生长激素和胃肠肽内分泌激素的病理性分泌过多，从而起治疗作用。用于门脉高压引起的食管静脉曲张破裂出血、上消化道出血、胰腺疾病、胃肠道瘘管、缓解与功能性胃肠胰内分泌瘤有关的症状和体征、肢端肥大症、突眼性甲状腺功能亢进症及重型胰腺炎。

不良反应：局部和胃肠道反应，如注射部位针刺、麻刺或烧灼感、红肿、厌食、恶心、呕吐、腹部痉挛及气胀、稀便、腹泻、脂肪泻等。长期使用可致胆石症，个别患者可致高血糖症。

注意事项：①孕妇、乳母慎用，对本品过敏者忌用。②本品可使小肠对环孢素吸收减少，使甲氰咪呱吸收延缓。

三、呼吸机常见报警原因及处理

报警项目	常见原因	处理方法
气道压下限	①通气回路脱节 ②气道导管套囊破裂或充气不足	迅速接好脱节管道；将套囊适量充气或更换导管
气道压上限	①呼吸道分泌物增加 ②通气回路、气管导管曲折 ③胸肺顺应性降低 ④人机对抗 ⑤吹息通气时	无菌吸痰；疏理导管位置；调整报警上限；药物对症处理
气源报警	压缩空气和氧气压力不对称（压缩泵不工作或氧气压力下降）	对因处理
电源报警	外接电源故障或蓄电池电力不足	对因处理
TV 或 MV 低限	①气道漏气 ②机械辅助通气不足 ③自主呼吸减弱	对因处理；增加机械通气量；增加机械通气量或兴奋呼吸

续表

报警项目	常见原因	处理方法
TV 或 MV 高限	①自主呼吸增强 ②报警限调节不适当	适当降低机械通气量；调整报警限
气道温度过高	①湿化器内液体过少 ②体温过高	适当加蒸馏水；对症对因治疗
吸入氧浓度过高或过低	①气源故障（压缩泵或氧气） ②调整 FiO_2 不当	对因处理
呼吸暂停	自主呼吸停止或触发敏感度调节不当	对因处理

四、口腔护理常用溶液

溶液名称	浓度	作用
生理盐水		清洁口腔，预防感染
过氧化氢溶液	1%～3%	防腐、防臭，适用于口腔感染有溃烂坏死组织者
碳酸氢钠溶液	1%～4%	属碱性溶液，适用于真菌感染
醋酸溶液	0.1%	适用于铜绿假单胞菌感染

（孙　红）

五、常见异常心电图识别

（一）正常心脏传导系统

窦房结→结间束（前结间束、中结间束、后结间束）→房室结→希氏束→右束支→左束支→左前半支、左后半支→浦肯野纤维。

（二）常规十二导联

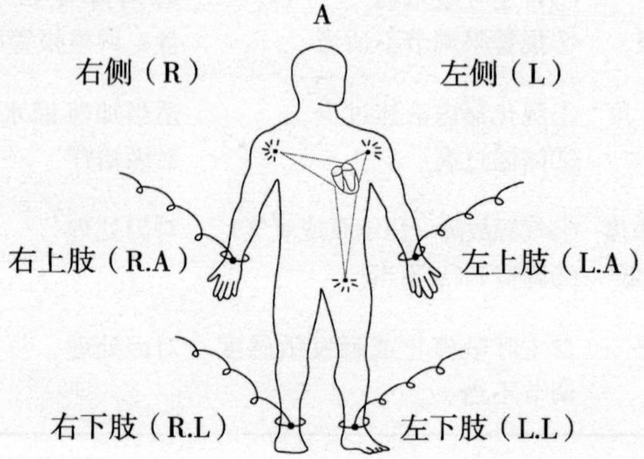

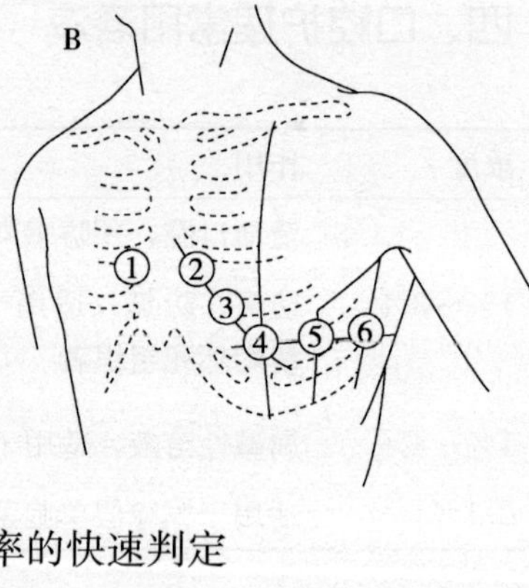

（三）心率的快速判定

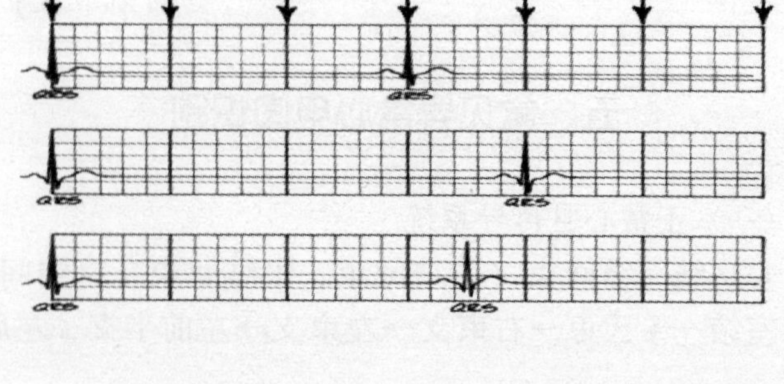

（四）诊断心律失常四要素

1. 频率　P－P 间期和 R－R 间期。

2. 节律　P 波和 QRS 波群。

3. 形态　P 波和 QRS 波群。

4. P 波和 QRS 波群的关系。

（五）心律失常的分类

1. 快速型　（窄 QRS、宽 QRS）室上性心动过速、心房扑动、心房纤颤、室性早搏、室性心动过速、心室扑动、心室颤动。

2. 慢速型　窦性心律过缓、窦性心律停止、房室传导阻滞。

（六）常见异常心电图

1. 快速型心律失常

（1）窦性心动过速：窦性 P 波、频率＞100 次/分、P－R间期＞0.12 秒。

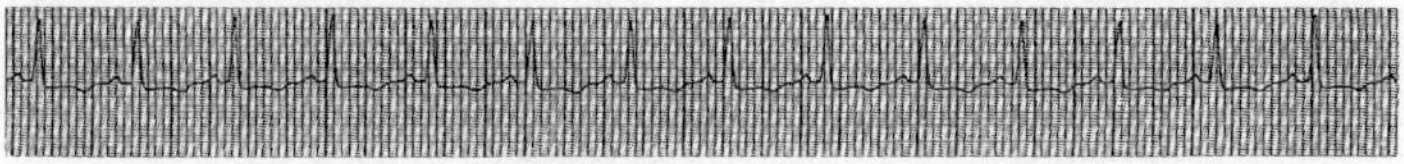

（2）室上性心动过速

①定义：房性和房室交界性心动过速，由于心脏搏动过于频速，P 波往往隐埋于前一 T 波或 QRS 波群中，不易判定异位起搏点究竟是心房还是交界区，故统称为室上性心动过速。

②心电图特征：3 个或 3 个以上连续出现迅速的 QRS 波群，一般 QRS 波与窦性者相同，频率范围为 150～250 次/分，R－R 间距绝对匀齐。

③病因：室上性心动过速常见于无器质性心脏病的人，感染、疲劳、情绪激动、烟酒过量等都可以发作，有预激综合征者易合并此类发作。此外，亦可见于风湿性心脏病二尖瓣病变、冠心病、高血压性心脏病、甲状腺功能亢进等。也可由洋地黄中毒引起。

④处理：短暂发作、不影响血流动力学的室上性心动过速不需要治疗。中止发作可选用维拉帕米（异搏定）、胺碘酮等静脉注射。药物治疗无效时，可试用同步直流电复律，但洋地黄中毒所致者禁用。发作频繁者，除积极治疗基础病变，避免诱发因素外，可选用奎尼丁、地高辛、胺碘酮等口服预防。

⑤图形：心率 180～240 次/分、T－P 融合波、QRS 波<0.10s。

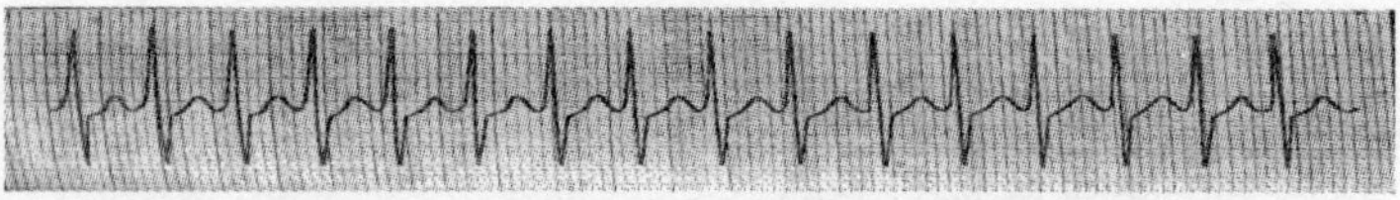

下图为室上性心动过速伴宽 QRS 波群

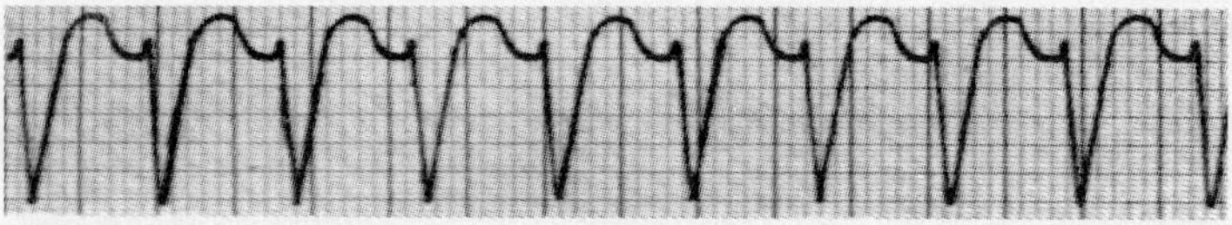

(3) 心房颤动

①定义：心房颤动是一种快速而不规则的房性异位心律，心房颤动是整个心房推动协调一致的收缩，多数人认为是心房多灶激动的结果。

②心电图特征：P 波消失，代之以大小不等、形态各异的 f 波（纤颤波），通常以 V_1 导联最为明显，心房 f 波的频率为 350～600 次/分，心室律（R－R 间期）绝对不规则。心房颤动的心室率一般不超过 200 次/分，但由于预激综合征引起者可达 250 次/分，QRS 波一般不增宽，若是前一次 R－R 间距偏长，则易发生增宽变形的 QRS 波，称心房颤动伴室内差异传导。

③病因：心房颤动多发生于有器质性心脏病者，以风心病二尖瓣狭窄最常见，其次为冠心病、高血压性心脏

病、甲状腺功能亢进症。缩窄性心包炎、心肌病、心肌炎、胸腔或心脏手术后、肺炎或急性感染等也可引起心房颤动。

④处理：心房颤动的病因治疗极为重要，否则心房颤动不易消除。偶发的心房颤动，心室率如不过快，可嘱患者暂时休息，给予适当镇静药，无须特殊治疗。心室率快并已有器质性心脏病或心力衰竭者，宜用洋地黄类药物控制心室率，单独应用不能满意控制心室率时，尚可酌情加用β受体阻滞药等药，对有转复窦性心律的指征者，可选同步直流电复律或药物复律。奎尼丁和胺碘酮既可作为转复的药物，也可用作复律后预防复发的药物。

⑤图形：P 波消失，代之以 P 波的是形态、振幅、间距不等的 f 波，QRS 波群间距绝对不整。

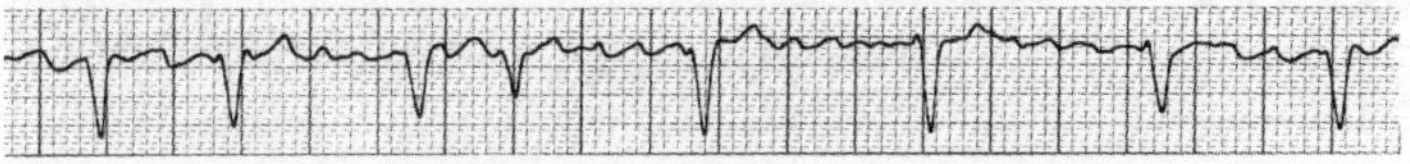

a. 心房颤动伴室内差异传导阻滞（宽 QRS 波群）

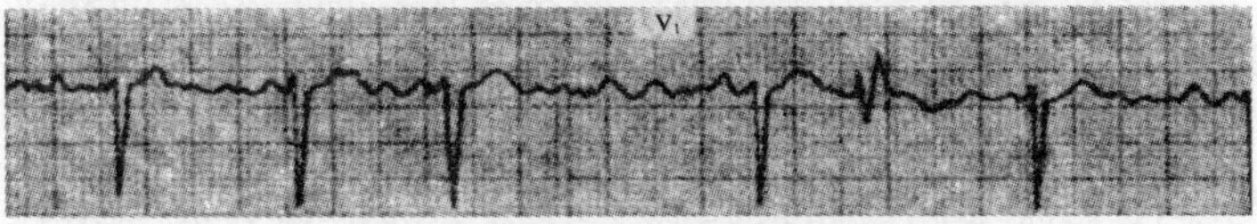

b. 心房颤动伴预激综合征（宽 QRS 波群）

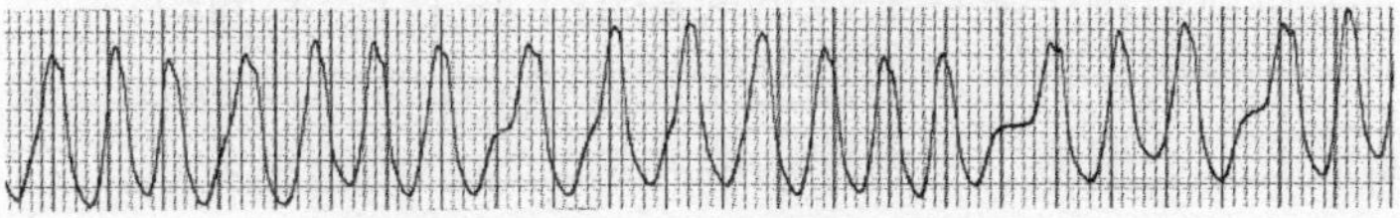

（4）心房扑动

①定义：心房扑动是一种快速而规则的房性异位心律，此时心房肌失去了整个收缩的能力。

②心电图特点：无正常 P 波，代之以连续的大锯齿状 F 波（扑动波），F 波间无等电位线，波幅大小一致，间隔

规则，频率 250～350 次/分，大多不能全部下传，而以 2∶1或 4∶1 下传，心室律规则。如果房室传导比例不恒定或伴有传导的文氏现象，心室律也可以不规则。心房扑动的 QRS 波一般不增宽。

③病因：心房扑动常发生于有器质性心脏病者，如冠心病、高血压性心脏病、风湿性心脏病、心肌病等。胸腔手术后、慢性阻塞性肺疾患、肺炎或肺梗死患者也可发生。

④处理：心房扑动的治疗与心房颤动相同。心室率较快时可予洋地黄制剂控制心室率。

⑤图形：P 波消失、代之以 P 波的是呈规则的锯齿状的 F 波、QRS 波群间距相对规整。

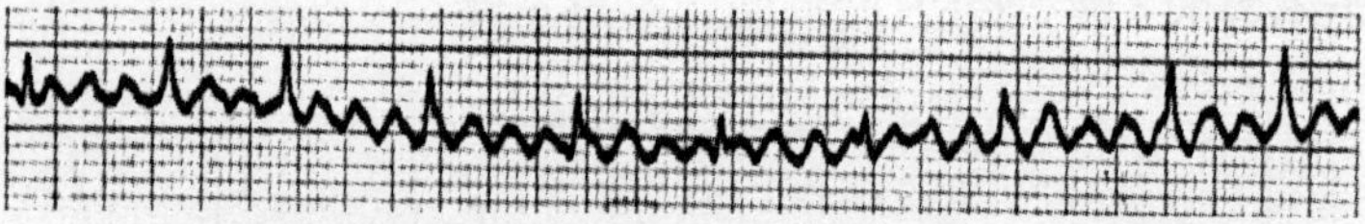

（5）房性早搏

①定义：指窦房结的激动尚未发出之前，心房的异位起搏点提前发出一次激动，引起心房除极。

②心电图表现：a. 提前出现的一个变异的 P′波，形态与窦性 P 波不同。如果起源于心房下部，其 P 波为逆行型；b. QRS波群与主导心律者相同；c. 代偿间歇不完全，即早搏前后两个窦性 P 波的时距小于两个 P－P 间距。

③病因：房性早搏可见于正常人，也常见于晚期二尖瓣病变、心肌病、甲状腺功能亢进、肺心病等患者。

④处理：在许多情况下，房性早搏不需治疗，可予密切观察，并积极治疗原发疾病。对频发房早的治疗可用 β 受体阻滞药、维拉帕米（异搏定）、洋地黄、奎尼丁等。

⑤图形：期前出现的房性异位 P 波、P－R 间期＞0.12s、QRS 波群多数正常、有不完全的代偿期。

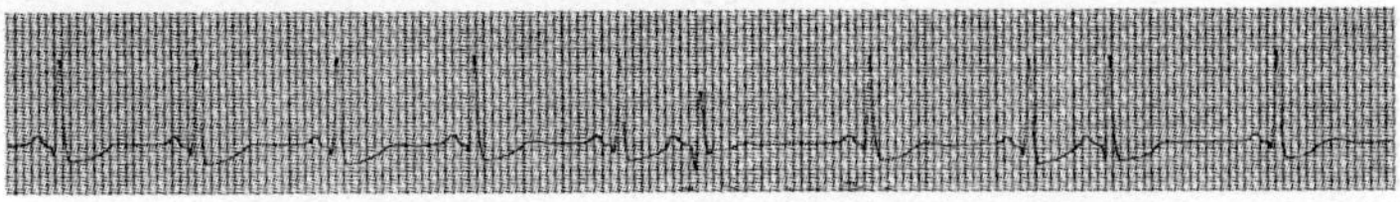

（6）室性早博

①定义：室性早搏是心室内异位起搏点提前发放冲动引起的一次心室激动。

②心电图表现：提前出现一个宽大畸形的 QRS 波，QRS 波时限＞0.12s，T 波方向与主波相反。室性早搏多有完全性代偿间隙，基本心律较慢，室性早搏可插入两次基本心搏之间，形成插入性室性早搏。

③病因：室性早搏可发生于任何年龄的正常人，但冠心病，尤其在急性心肌梗死、心肌病、心肌炎、洋地黄中毒、低血钾时更易发生。

④处理：偶发的室性早搏无须治疗。紧急情况下可选用利多卡因、胺碘酮等药。低钾引起者应及时补钾；洋地黄中毒引起的室性早搏，除停药外，静脉注射苯妥英钠或静脉滴注氯化钾常有效。

⑤图形：期前发生的 QRS 波群，特点是其前没有 P 波、期前的 QRS 波群宽大畸形、T 波与主波方向相反、完全的代偿期。

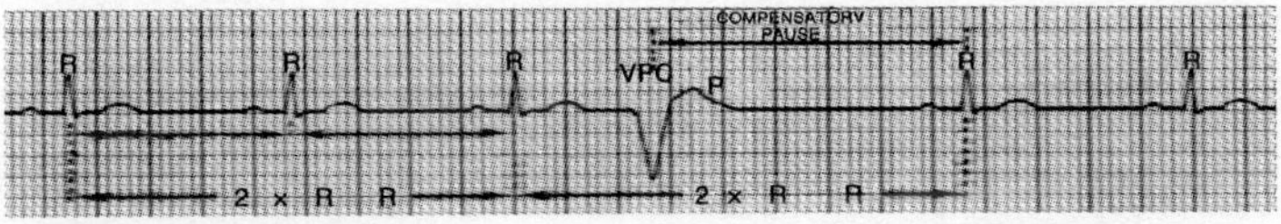

a. 间位室性早搏

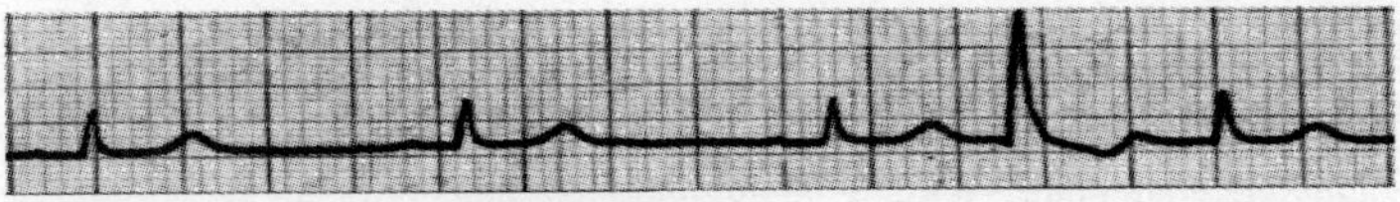

b. 多形性室性早搏

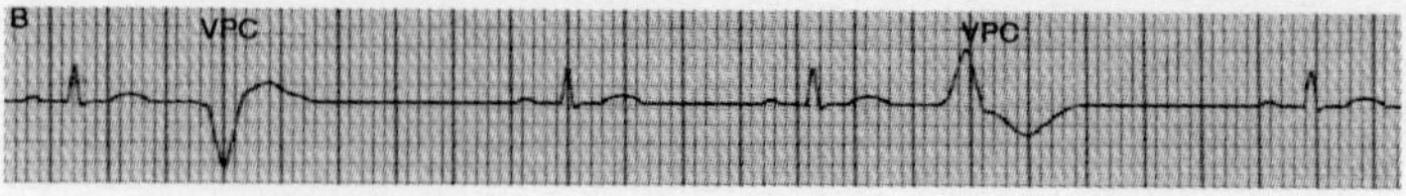

c. 成对室性早搏

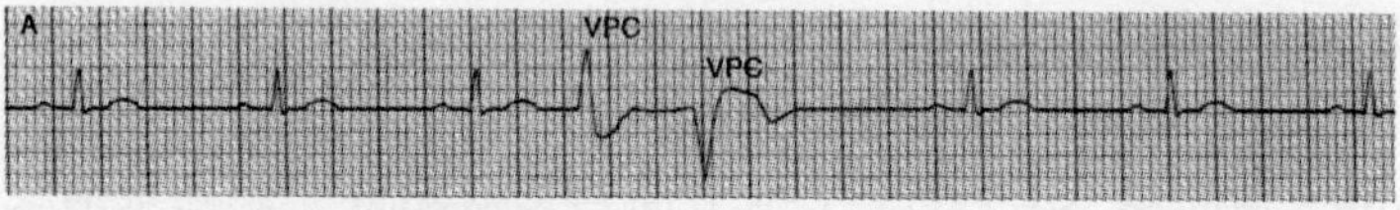

d. 室性早搏二联律

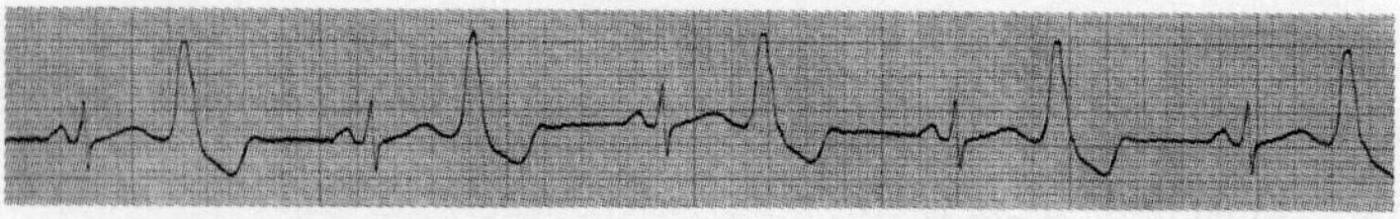

e. 室性早搏三联律

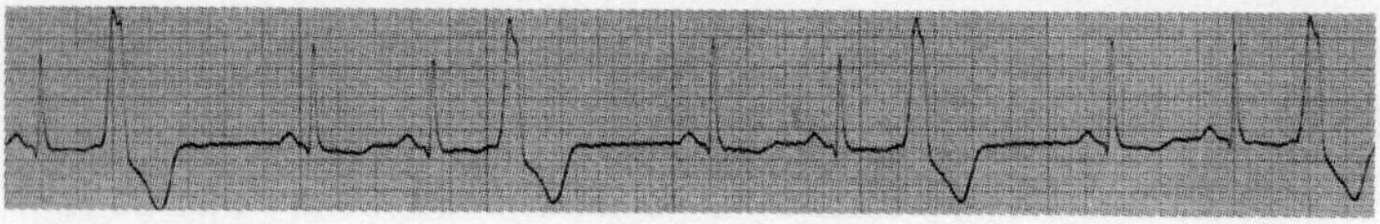

f. 室性早搏骑跨在 T 波上

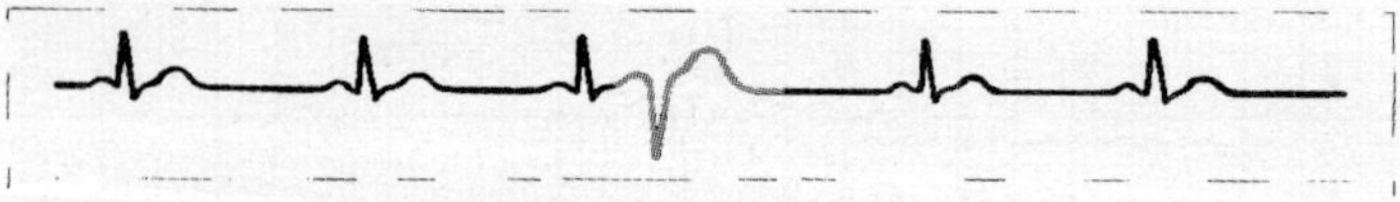

g. 短阵室性心动过速

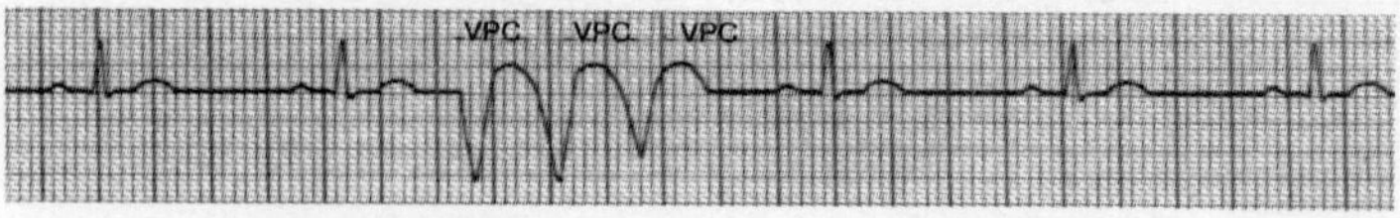

h. Lown 室性早搏分级

级别	心电图表现
1	单形性室性早搏<30 个/小时
2	单形性室性早搏>30 个/小时
3	多形性室性早搏
4A	成对室性早搏
4B	短阵室性心动过速
5	室性早搏骑跨在 T 波上

（7）室性心动过速：

①定义：室性心动过速是由心室内快速的异位激动所引起。

②心电图表现：连续 3 次以上快速的室性早搏，QRS 波群宽大畸形，其频率在 100～200 次/分。室性心动过速除了宽大畸形的 QRS 波以外，有时可见到保持固有节律的 P 波融合与 QRS 波的不同部位，有时可见到心室夺获和心室融合波。

③特点：QRS 波群宽大，少数可以是窄 QRS 波群；频率大于 100 次/分（常为 150～200 次/分）；通常节律规整，QRS 波群的电轴恒定；通常为短阵发作、持续数秒，可以自行终止，也可以表现为持续发作。

④病因：室性心动过速最常见的原因是缺血性心脏病和急性心肌梗死，其他原因包括肥厚性心肌病、二尖瓣脱垂和药物中毒（地高辛、奎尼丁、普鲁卡因胺和拟交感活性药物）、缺氧、碱中毒和电解质紊乱可以诱发室性早搏和室性心动过速。偶尔发生于无器质性心脏病患者。

⑤处理：应予紧急处理，尽快控制发作。临床不稳定患者应行同步电复律，使用 150～200J 的能量可以使 95％以上的患者转复；无脉性室性心动过速的除颤能量（非同步转复）是 200J 。

洋地黄中毒引起者禁用直流电复律，对反复发作的持续性室性心动过速的患者可安装抗心动过速型起搏器。药物治疗，利多卡因 60～90s 内静脉推注 50mg，5～10min 可以重复至 300mg，随后以 1～4mg/min 持续滴注；普罗帕酮 10min 静注 70mg，20min 无效重复给予 35mg，必要时以 0.5～1mg/min 的速度来静脉维持（总量不超过 280mg）。胺碘酮开始剂量为 300mg，用 20ml 5%葡萄糖溶液稀释后快速静脉推注，如果心室纤颤/室性心动过速复发再加用 150mg 静脉注射，然后以 1mg/min 维持 6h，再以 0.5mg/min 维持直至总量达到 2g。

⑥ 图形：连续、快速、畸形的 QRS 波群，频率常为 150～200 次/分、QRS 间期＞0.12s。

下图为室性心动过速

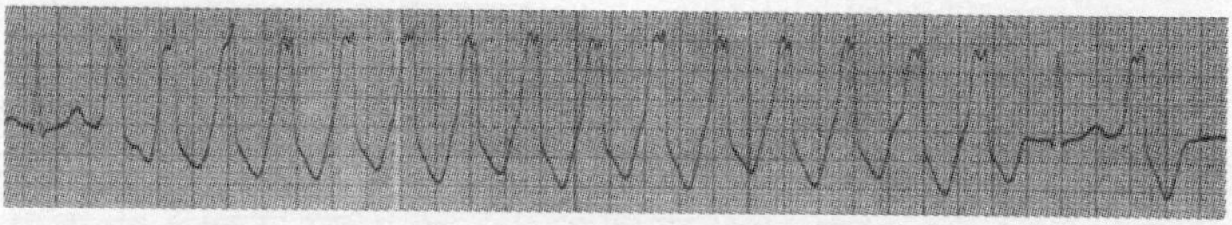

下图为尖端扭转型室性心动过速（此型为室性心动过速中最严重的一种）

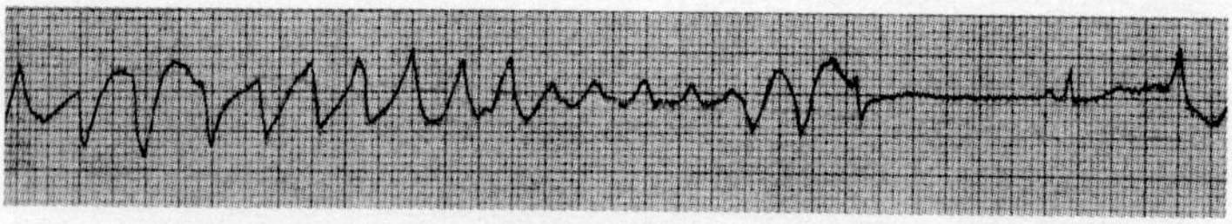

尖端扭转型室性心动过速的处理：$MgSO_4$ 静脉推注；血压高——快推，血压低——慢推。

（8）心室纤颤

①定义：心室纤颤是心室快速、不规则和无效的电激动。

②心电图的特征：P－QRS－T 波群完全消失，出现大小不等、极不匀齐的低小波，频率达 200～250 次/分。

③病因：心室纤颤最常见于严重缺血性心脏病患者（常伴心肌梗死），以及心脏外伤或手术、心导管检查等。突然发生、没有血流动力学恶化的先兆称原发性心室纤颤；任何

疾病临终、严重心力衰竭都可引起心室纤颤，称继发性心室颤动。

④处理：出现心室纤颤时，应立即进行体外非同步直流电复律即电除颤。心室纤颤波过细者，可先予肾上腺素 1mg 静推使颤动波变粗，再行电除颤，这样使除颤易于成功。同时应立即施行恢复呼吸、预防脑缺氧及纠正酸中毒等各种措施。

⑤图形：

a.（粗颤）心室纤颤波振幅大于 0.5mV 称为“粗大型室颤”，见于心室纤颤刚开始发生时。

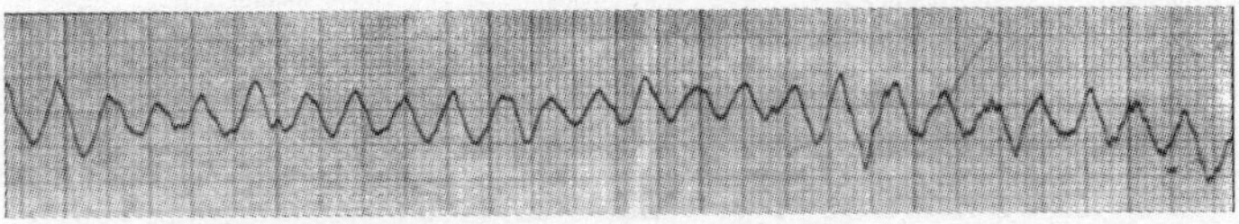

b.（细颤）振幅小于 0.5mV 称为“细小型心室纤颤”，见于临终前。

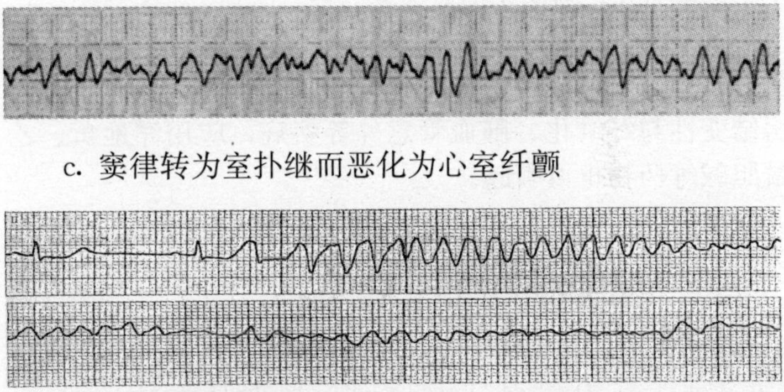

c. 窦律转为室扑继而恶化为心室纤颤

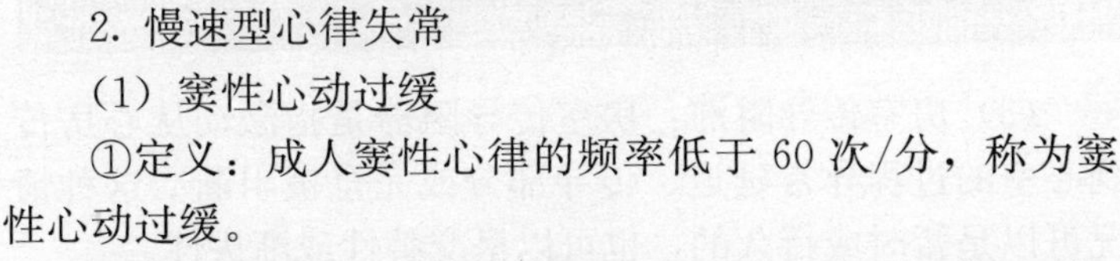

2. 慢速型心律失常

（1）窦性心动过缓

①定义：成人窦性心律的频率低于 60 次/分，称为窦性心动过缓。

②心电图特征：正常的窦性 P 波，PR 间期正常，1∶1房室传导，房率低于 60 次/分。

③病因：生理性：见于运动员、睡眠和迷走神经张力增加；药物性：地高辛、麻醉药、β受体阻滞药、钙通道阻滞药和奎尼丁；病理性：急性下壁心肌梗死、颅内压升高、颈动脉窦过敏和甲状腺功能减退。

④处理：无症状的窦性心动过缓无需治疗；如出现心排血量不足症状，可选用阿托品等治疗。

⑤ 图形：正常的窦性P波，P-R间期和QRS波群时限正常，心室率<60次/分。

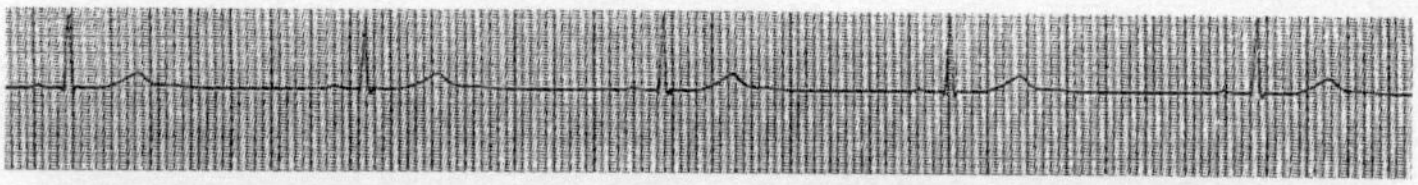

（2）窦性停搏

①定义：是指窦房结不能产生冲动。

②心电图特征：在较正常PP间期显著长的间期内无P波发生，或P波与QRS波群均不出现，长的PP间期与基本的窦性PP间期无倍数关系。

③病因：迷走神经张力增高或颈动脉窦过敏均可发生窦性停搏，多见于窦房结综合征。此外急性心肌梗死、窦房结变性与纤维化、脑血管意外等疾病，应用洋地黄、乙酰胆碱等药物也可引起。

④处理：对于有症状患者应接受起搏器治疗。

⑤ 图形：R-R间期>1.5s。

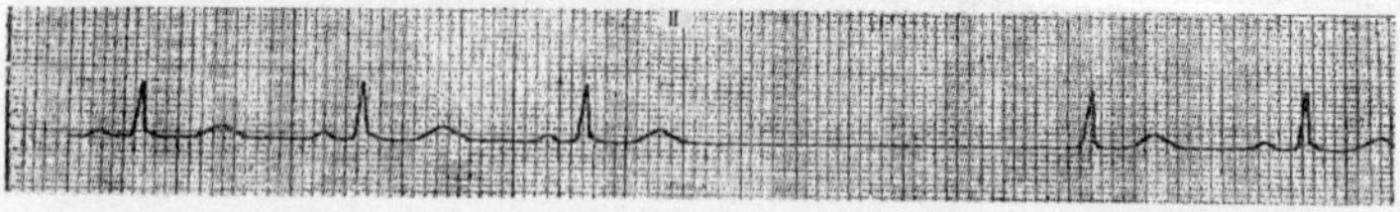

（3）房室传导阻滞：房室传导阻滞是指激动从心房传到心室的过程异常延迟、传导部分或完全被阻断。这种情况可以是暂时或持久的，也可以呈交替性或渐进性。

①Ⅰ度房室传导阻滞

a. 定义：Ⅰ度房室传导阻滞是指房室间传导的时间延长，但所有的窦房结都能下传至心室。

b. 心电图表现：P-R间期>0.20s。有时P波被埋在前一次心搏的T波之内，须仔细观察也能辨别。迷走神经张力高可引起Ⅰ度房室传导阻滞，如在24h动态心电监护中可见到午夜P-R间期延长。另外，β受体阻滞药和抗心律失常药（胺碘酮、心律平等）也可引起P-R间期延长。

c. 治疗首先应针对原发疾病。阿托品等可消除迷走神经的作用。

d. 图形

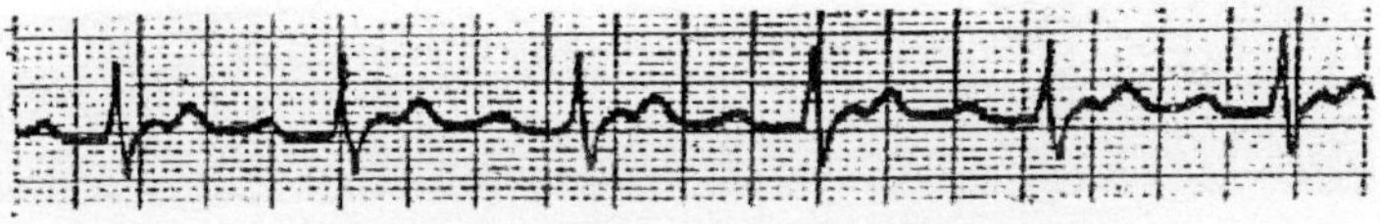

②Ⅱ度房室传导阻滞：Ⅱ度房室传导阻滞是指窦房结的激动在经过房室间传导时，部分激动受到了阻滞，不能下传至心室。根据心电图的表现可分为Ⅰ型和Ⅱ型。

a. Ⅰ型亦称为MorbizⅠ型房室传导阻滞。心电图表现：P波规律的出现，P-R间期逐渐延长，直至一个P波后脱漏一个QRS波群。脱漏后P-R间期缩短，之后又逐渐延长，如此周而复始的出现，称为文氏现象。

图形：二度Ⅰ型房室传导阻滞（3∶2），P-R间期逐渐延长，逐渐延长直至P波未下传或QRS波脱落。

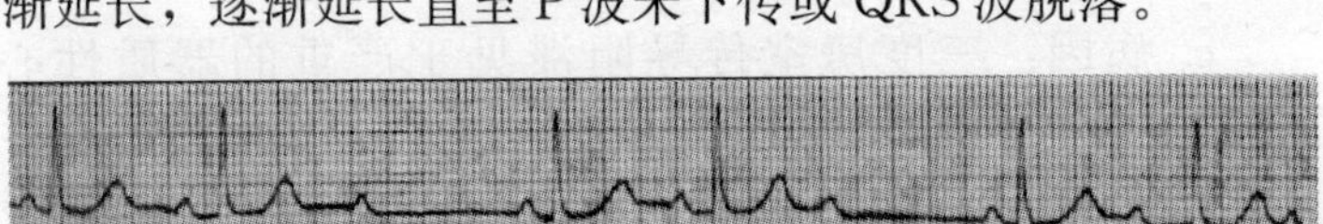

b. Ⅱ型亦称为MorbizⅡ型房室传导阻滞。心电图表现：P-R间期恒定，部分P波后无QRS波群。通常以P波数与下传数的比例来表示房室传导阻滞的程度。例如，4∶3房室传导阻滞表示4个P波中有3个下传而只有一个脱漏，如连续出现2次或2次以上的QRS波群脱落，称高度房室传导阻滞，例如，3∶1、4∶1传导阻滞等。

病因：二度Ⅰ型房室传导阻滞的病变部位一般在希氏束以上，因此任何可影响窦房结功能的药物或疾病，如洋地黄、下壁心肌梗死等都可引起二度Ⅰ型房室传导阻滞。Ⅱ型传导阻滞的病变部位于希氏束以下，可见于前壁心肌梗死和各种传导系统的病变等，易发展为完全性房室传导阻滞。

图形：二度Ⅱ型AVB（3∶2），单个发生QRS波脱落，出现长的R-R间隙，期间有P波未下传，有QRS波的P-R间期固定。

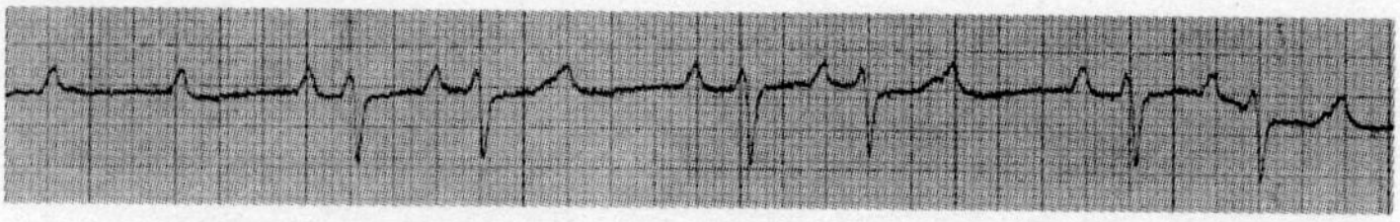

③Ⅲ度房室传导阻滞

a. 定义：Ⅲ度房室传导阻滞又称完全性房室传导阻滞，是指所有的窦房结激动都不能下传至心室。此时阻滞部位以下潜在起搏点就会发放冲动，激动心室。

b. 心电图表现：P波与QRS波群形态毫无相关性，P-P和P-R间距有各自的节律。由于潜在起搏点部位的不同，QRS波群形态可以正常或宽大畸形。心房颤动时如心室率慢而规则，应考虑心房颤动合并三度房室传导阻滞。

c. 病因：三度房室传导阻滞见于严重的器质性心脏病。

d. 处理：三度房室传导阻滞如心室率在40次/分以上又无症状时，可密切观察，积极治疗原发疾病。如心室率过缓，可用糖皮质激素、异丙肾上腺素静脉滴注或植入永久性心脏起搏器。

e. 图形：三度房室传导阻滞，P波和QRS波群完全无关，各自有其规律性，心室率＜心房率。

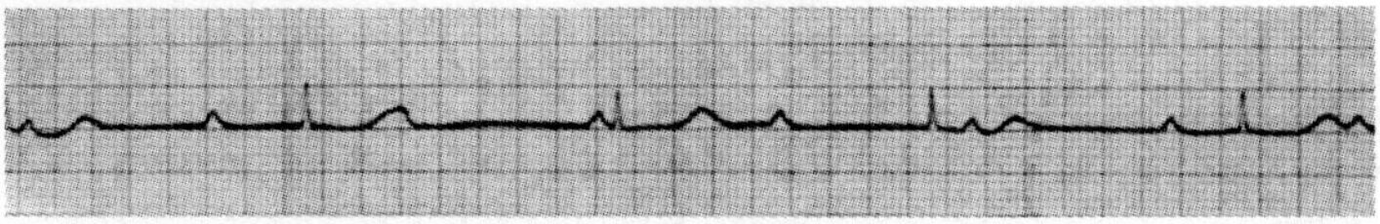

④ 二度和三度房室传导阻滞识别的简易方法

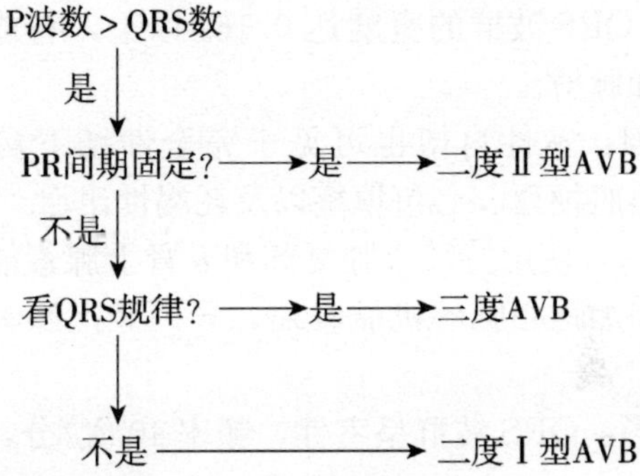

（4）临终前心律

①无脉电活动

a. 定义：是从心电图上可以看出有组织的心电活动存在，但患者大动脉搏动消失、意识丧失。

b. 心电图特征：无特异性，它可以是正常 P－QRS－T 波群，也可以仅表现为单相波。这种心搏骤停有三种类型，包括正常张力性无脉电活动，即心肌只有基线水平的电活动，但无脉搏；假性无脉电活动，指心肌有微弱的收缩，可以用创伤性方法或超声波探查出主动脉的压力变化；真性无脉电活动，即虽有心电活动，却无心肌收缩，即所谓电—机械分离。

c. 病因：其原因是心搏停搏时心肌代谢严重失衡导致心肌收缩不能。见于严重低血容量、心脏压塞、张力性气胸、大块肺栓塞以及心室破裂。

d. 处理：最佳的治疗方法是持续心肺复苏和 α 肾上腺素能激动药，心脏起搏毫无作用。无脉电活动通常是可复性的，如果能发现并及时正确地处理，是可治疗的。

②室性自搏（室性逸搏）

a. 定义：房室交接区受到与窦房结等相同原因的影响，不能发出逸搏时，则心室起搏点即发出激动来控制心室发生，连续 3 个或 3 个以上的室性逸搏。

b. 心电图特征：是起源于心室的逸搏心律，频率小于 40 次/分，QRS 波群的宽度达 0.16s 以上，有或无有效的心脏收缩和脉搏。

c. 病因：室性自搏也可见于完全性结下房室传导阻滞、急性心肌梗死、心包填塞以及耗竭性出血。

d. 处理：使用持续心肺复苏和 α 肾上腺素能激动药以提高心率和加强心脏的机械收缩，异丙肾上腺素和阿托品并无益处。

e. 图形：QRS 波群呈室性，频率 40 次/分，为室性自搏。

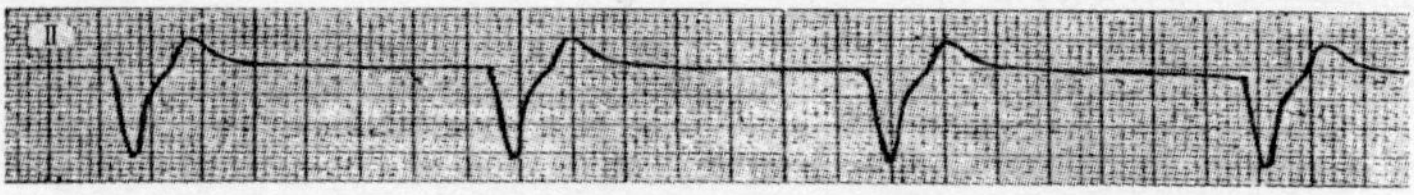

③心室停搏（心脏静止）

a. 定义：心脏停搏是心脏完全无电活动。

b. 治疗：持续心肺复苏和 α 肾上腺素能激动药以刺激电活动和心脏的机械收缩，经胸和经心室起搏偶尔可以夺获心室，但是很少能产生有效的泵活动。

c. 图形：

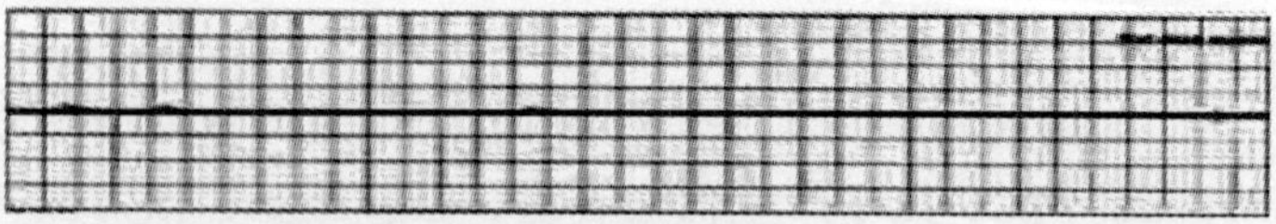

无论是心脏停搏还是无脉电活动，用电除颤均无益。复苏焦点在于进行高质量的心肺复苏、最少的按压中断，并及时发现可复的病因和其他并发因素。

④起搏信号（起搏脉冲信号）

1）定义：是指电流短时间作用于心肌的电刺激信号，称脉冲信号或起搏信号。

2）心电特征：电脉冲呈方形或矩形波，为负脉冲，起搏刺激信号用S表示。埋藏式起搏器脉宽0.5ms，因心电图机走纸速度为25mm/s，所以记录出的脉冲信号与心电图基线呈一垂直线，称“钉样标记”，即起搏脉冲信号。

3）起搏心电图形：

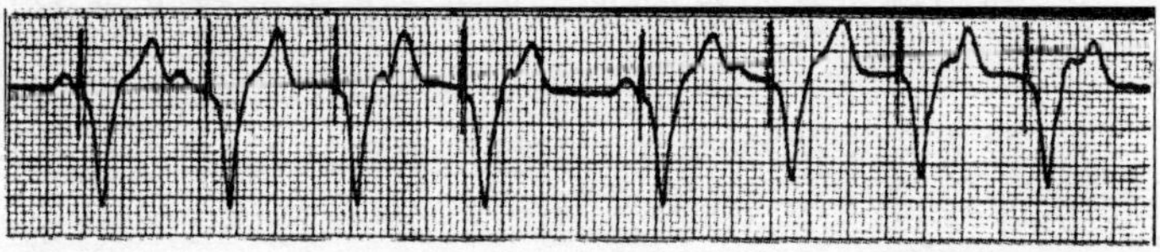

（徐国英）

主要参考书目

1. 王德炳，张树基. 危重急症的诊断与治疗. 北京：中国科学技术出版社，1995

2. 于学忠，高文洁. 急救护理学. 北京：中国协和医科大学出版社，2000

3. 刘均娥. 急诊护理学. 北京：北京医科大学出版社，2000

4. 彭文伟. 传染病学. 6版. 北京：人民卫生出版社，2004

5. 姜安丽，石琴. 新编护理学基础. 北京：高等教育出版社，1999

6. 杨丽丽. 急救护理学. 北京：清华大学出版社，2006

7. 刘玉莹. 实用急救护理学. 北京：化学工业出版社，2006

8. 巫向前. 临床专科护理. 上海：上海科技教育出版社，2006

9. 刘均娥. 急诊护理学. 北京：北京大学医学出版社，2008

10. 蒋健. 现代急救内科学. 北京：科学出版社，2005

11. 陈文彬，潘祥林. 诊断学. 7版. 北京：人民卫生出版社，2008

12. 沈洪. 急诊医学. 北京：人民卫生出版社，2008

13. 陈智民. 常见急症诊疗手册. 3版. 湖南：湖南科学技术出版社，2006

14. 戴宝珍. 实用症状护理学. 2版. 上海：复旦大学出版社，2005

15. 李艳梅，吴欣娟. 实用临床症状护理. 北京：中国医药科技出版社，2005

16. 刘凤奎. 急诊症状诊断与处理. 北京：人民卫生出版社，2006

17. 叶任高，陆再英. 内科学. 6版. 北京：人民卫生出版社，2005

18. 诸福棠，吴瑞萍，胡亚美. 实用儿科学. 4版. 北京：人民卫生出版社，1985

19. 杨宝峰. 药理学. 6版. 北京：人民卫生出版社，2005

20. 李明子. 急救护理. 北京：中国人民大学出版社，2009